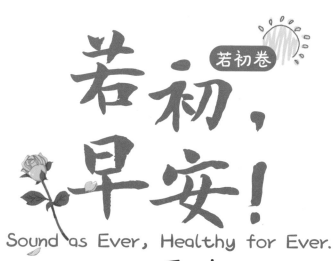

若初卷

若初，早安！

Sound as Ever, Healthy for Ever.

——漫话乳腺健康

陈嘉健 编 M.C

U0220252

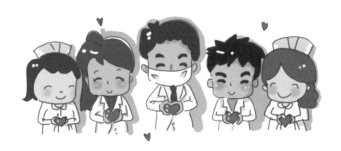

复旦大学出版社

谨以此书致敬

肿瘤医学界披荆斩棘的前辈们！

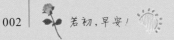

序 言
画出杏林意外声

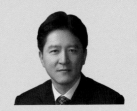

　　2016 年 10 月，在一次查房过程中，偶然提到了时下医疗科普的神神窘境。时隔近一年，今日迈进办公室时赫然看到桌上厚厚的一叠画稿，随意地翻开第一页，没想到就这样一页一页翻看了下去。这是陈医生"破局的尝试"，颇多"惊艳之处"……

　　陈医生是我的学生，是一位十分优秀的外科医师。对于这样一位肩负繁重的临床工作与科研任务，同时又承担较多科室事务的临床医师而言，很难想象到底需要熬多少个夜晚才能完成这样一部乳腺健康宣教的漫画著作。对我而言，从这部漫画科普读物中读到的，更多的是陈医生对于工作的热情，对于职业的热爱，这是画中杏林的意外声。

　　漫画书的下册内容包含了几乎与乳腺癌相关的所有常见话题，以年轻人独有的风格，结合简洁明了的文字，对乳腺癌进行了比较全面的科普，同时也解答了患者在诊疗过程中经常会产生的疑问。建议女性朋友们可以将这部漫画书当作乳腺健康的启蒙读物；而对于乳腺癌的患者朋友们，更建议好好地阅读这部漫画书，无论是处于刚确诊的阶段，还是正在治疗过程中忍受着"煎熬"，抑或是治疗后的随访阶段，都能从中找到最权威与规范的指导与建议。

借此，共勉。

吴炅 M.D. Ph.D.

复旦大学附属肿瘤医院副院长

复旦大学附属肿瘤医院乳腺外科主任医师

中国抗癌协会乳腺癌专业委员会候任主任委员

2017 年 9 月

前言

移动互联时代下的医学科普

如果您不是医师，那么您肯定不会知道医师最"嫉恨"的对手是谁。

是谁呢？我不说，您肯定猜不出来。

好吧，答案是："他们"……

"他们说乳腺小叶增生会癌变的！"

"他们说摸到肿块吃吃中药、按摩按摩就好了！"

"他们说保乳不安全的！"

"他们说穿刺以后会转移的！"

"他们说手术以后绝对不能吃海鲜！"

……

通过各种途径，以浅显易懂的方式向大众介绍专业性较强的医学知识，避免因为各种"不了解"而产生遗憾，甚至悲剧，是医务工作者的责任之一。然而数十年学识、数十年经验的沉淀与累积，孕育出了医师们的职业性清高。清高的医师们面对这样挟持大众想法的"他们"，总会相当嫉恨与无奈、不屑与鄙视，却少有考虑到，自己已经陷入局中。

移动互联网的普及与发展给医学科普打了一剂"鸡血"，也造成了另一个困局：科普的内容，对于健康人群缺乏吸引性，对于患者又缺乏针对性，长篇累牍，无视读者体验，资讯真假难辨，信息良莠不齐，权威的声音几乎被淹没，"他们"的声音在横行。

这本乳腺健康的科普宣教漫画读物结合微信公众号"若初健康"便是我们的破局尝试，灵感来源于熊顿的漫画书《滚蛋吧！肿瘤君》。本书的书名之所以取为《若初，早安！》，是为了表达所有医务工作者的愿景——让所有患者可以完美如初，让所有健康女性得以早筛心安。感谢复旦大学附属肿瘤医院乳腺外科青年文明号、上海市疾病预防控制中心乳腺癌防治专业委员会，以及上海市抗癌协会乳腺癌专业委员会青年委员会成员在本书编撰过程中给予的支持；感谢沈镇宙教授、邵志敏教授、吴炅教授、柳光宇教授等顾问专家给予的指导；感谢江南大学数字媒体学院宋晓利、朱莉、袁超老师带领的团队将我的草稿与示意图绘制得如此精致。此外，我们也会借助微信公众号"若初健康"提供更多的咨讯，感谢上海若初信息科技有限公司提供的线上技术支持及线下运营服务。

复旦大学附属肿瘤医院乳腺外科主治医师
复旦大学附属肿瘤医院乳腺外科主任助理
上海市疾病预防控制中心乳腺癌防治专业委员会秘书
上海市抗癌协会乳腺癌专业委员会青年委员会委员
2017 年 9 月

CONTENTS
目录 @若初卷

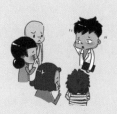

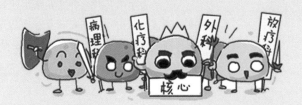

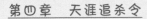

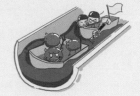

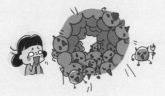

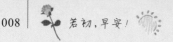

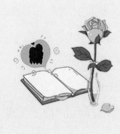

第一章

远在天边，近在咫尺

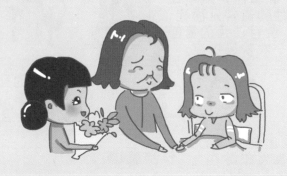

一、中国乳腺癌现状

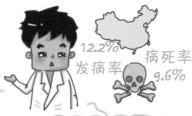

中国乳腺癌新发病人数占全世界的12.2%，死亡人数占9.6%。

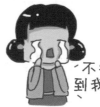

不要轮到我……

预计到2021年，每10万个中国女性中，将有超过100位的乳腺癌患者。

乳腺癌是城市女性的最常见癌症，农村女性的第四大常见癌症。

城市女性的乳腺癌发病率是农村女性的2倍。

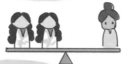

中国乳腺癌的高发年龄在45~55岁。

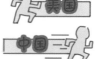

比美国发病年龄早了10年。

有62.9%的女性确诊时还未绝经。

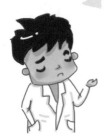

嘤嘤嘤……都是泪

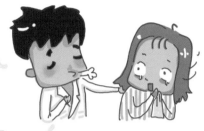

不过……好消息是：乳腺癌是预后最好的恶性肿瘤之一。

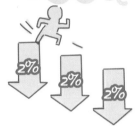

2% 2% 2%

自1990年以来，乳腺癌病死率平均每年稳步下降2%。

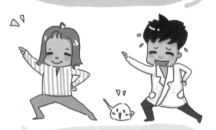

乳腺癌病死率的下降得益于早期发现、筛查、防癌意识的增强，以及医疗的进步。

国内权威乳腺专科的乳腺疾病诊疗水平已与欧美发达国家的权威机构相当。

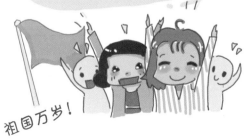

祖国万岁！

　　乳腺癌已成为国内威胁女性生命最主要的恶性肿瘤, 高发年龄在 45~55 岁之间; 但得益于早期筛查项目的开展及治疗技术的改进, 乳腺癌的病死率已逐步下降, 是目前预后最好的恶性肿瘤之一。

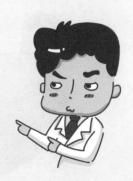

二、有必要向乳腺癌患者隐瞒病情吗

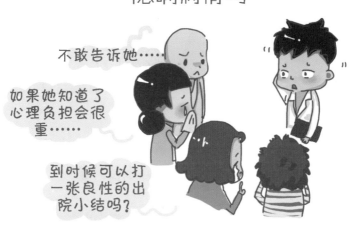

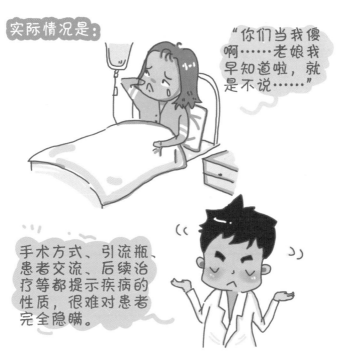

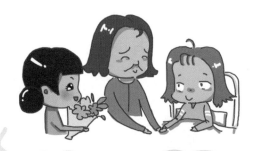

与其隐瞒,不如疏通支持。
患者享有对疾病的知情权,
以及治疗措施的选择权。

而且乳腺癌是预后最好的恶性肿瘤
之一,多数患者可以治愈!

患者本人知情对疾病的全程管理有积极作用!

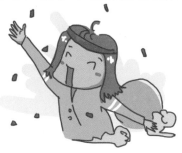

绝大多数患者可
以积极面对疾病,
配合治疗!

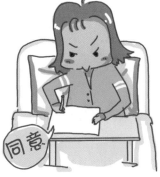

同意

对于治疗方式的
选择,必须征求
患者本人的意见。

与其隐瞒，不如疏通支持。乳腺癌是预后最好的肿瘤之一，多数患者其实可以治愈，让患者了解病情，才能更好地配合治疗，加强术后自我管理，以便达到最好的治疗效果。

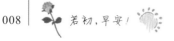

三、面对治疗的选择，我要听谁的呢

各种纠结点：

要不要保乳？
要不要化疗？

要不要腋窝淋巴结清扫……

要不要用赫赛汀……

化疗药用进口的还是国产的……

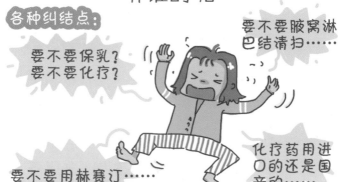

好多渠道来支招：

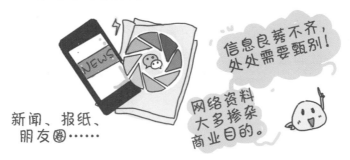

新闻、报纸、朋友圈……

信息良莠不齐，处处需要甄别！

网络资料大多掺杂商业目的。

亲戚朋友：道听途说以讹传讹居多，大多数信息不完整，有所偏差。

他们说……
他们说……

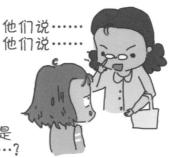

他们是谁……？

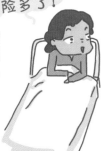

都切了吧，保险多了！

病友的心态相对微妙，常会希望别人做出与自己同样的决定。

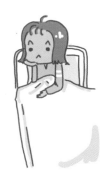

病友之间有很大的求同倾向。

在医师心目中，疗效与安全是首要的：

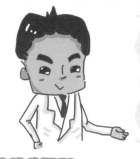

同等疗效的基础上，有时会提供几个方案供患者选择，选择的纠结点，多涉及生活质量、治疗成本、风险获益比……

选择的原则：

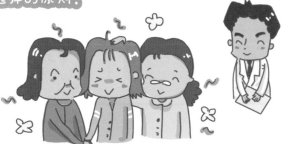

患者仅需要参考医师的建议，与医师积极沟通各种方案的利弊，用心做一个选择，并最大限度获得家属的支持！

患者在诊疗过程中, 会面临很多的选择。医师有时会在同等疗效的基础上, 提供几种方案让患者选择。这时, 患者只需与医师积极沟通各种利弊, 用心做一个选择, 并最大限度获得家属的支持即可。

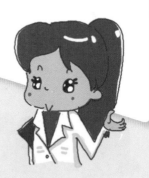

四、乳腺癌治疗发展史

人类历史上对"乳腺癌"的第1次描述见诸于公元前1600年完成的医学论文集《埃德温·史密斯纸草文稿》。

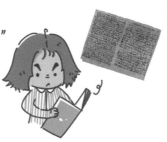

公元1世纪，人类完成了第1例乳腺手术！

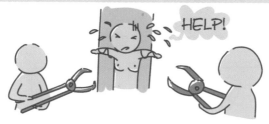

然而，"手术"的方式却相当残忍……

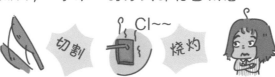

切割　Cl~~　烧灼

崛起于16世纪的解剖学，让人类逐步了解到了肌肉、腺体、筋膜这些解剖学结构……

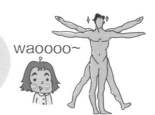

waoooo~

肌肉、腺体　筋膜

1509~1553年

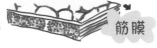

1830~1889年

真正规范的研究完成于1894年，
William Stewart Halsted——
现代美国外科学之父，提出了
乳腺癌根治术。

治疗理念的变迁：从"最大范围全部切除"
到"最小范围有效切除"

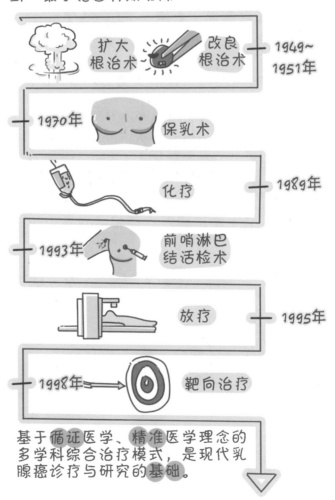

扩大根治术　改良根治术　1949～1951年

1970年　保乳术

化疗　1989年

1993年　前哨淋巴结活检术

放疗　1995年

1998年　靶向治疗

基于循证医学、精准医学理念的
多学科综合治疗模式，是现代乳
腺癌诊疗与研究的基础。

MDT，即多学科的综合治疗模式

外科　化疗科　放疗科　病理科　影像诊断科

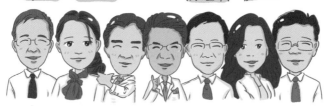

乳腺癌的规范化诊疗，需要多学科专家的**通力协作**。

多学科专家协作 ＝

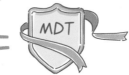

为乳腺健康提供全方位的保障

MDT是现代乳腺癌治疗的标准模式

健康全程管理

优化诊疗方案

制订临床科研方案

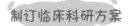

CBCSG XXX Trial

处理疑难病例

降低医疗成本

制订诊疗共识

现代的乳腺癌治疗模式奠基于 19 世纪 50 年代，经历了从"最大范围全部切除"，到"最小范围有效切除"的治疗理念变迁。基于循证医学、精准医学理念的多学科综合治疗模式，是现在乳腺癌诊疗与研究的基础。

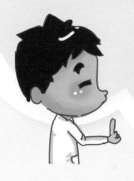

第二章

勇敢地宣战，肿瘤滚蛋吧

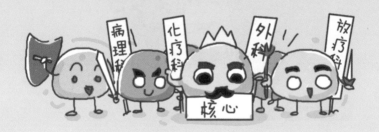

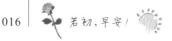
一、乳腺癌的外科治疗

乳腺癌多学科综合治疗：

早期乳腺癌综合治疗包括：外科、化疗、内分泌、靶向治疗等。其中外科治疗为核心。

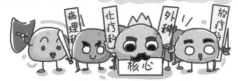

早期浸润性乳腺癌的外科手术范围：

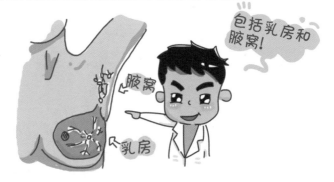

包括乳房和腋窝！

腋窝

乳房

保乳手术与全乳切除手术：

保乳手术

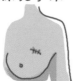

切除肿瘤及周围一定范围内的正常腺体，术后通常需要放疗。

全乳切除手术

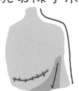

患侧乳房所有腺体组织完整切除。

保乳有相对严格的要求：

1. 必须能够达到安全切缘

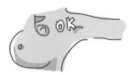

肿瘤太大时不建议！

2. 必须可以保留较好的外观

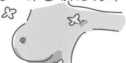

3. 可以接受放疗

乳房重建手术：

对于希望保留乳房外形，但又不符合保乳要求的患者，可以考虑乳房重建！

例如：

植入物重建（乳房假体）

自体组织重建（背部或腹部的皮瓣转移过来填充）

腋窝淋巴结的处理有两种方式：

前哨淋巴结活检术

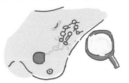

取出最有可能发生转移的腋窝淋巴结进行病理检查，若为阴性则保留腋窝淋巴结。

腋窝淋巴结清扫术

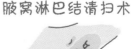

腋窝中下群淋巴结、脂肪组织、淋巴管等完整切除。

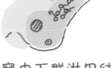

对于绝大多数浸润性乳腺癌患者而言，腋窝淋巴结也是必须要处理的区域！

外科治疗是早期乳腺癌多学科综合治疗的核心，对于浸润性乳腺癌患者而言，乳房与腋窝都是需要处理的，乳房部位的处理方式包括保乳手术、全乳切除与乳房重建，腋窝部位的处理方式包括前哨淋巴结活检与腋窝淋巴结清扫。

二、安全有效的保乳治疗是怎样的

什么是保乳治疗？

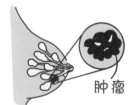

肿瘤

保乳治疗是保留正常乳腺组织，只完整切除局部肿瘤的手术方式。

通常保乳手术后还需要放疗。

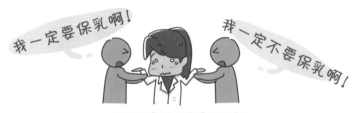

我一定要保乳啊！

我一定不要保乳啊！

哪些患者适合保乳？

☞ 1.可以完全切除肿瘤组织，切缘阴性。

☞ 2.不显著改变乳房美容外观。

☞ 3.可以接受术后放疗。

☞ 4.有保乳意愿。

那安全有效的保乳治疗是怎样进行的呢？

术前：仔细评估保乳可行性

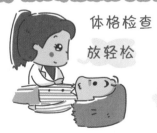

体格检查

放轻松

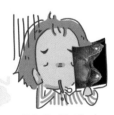

唉

影像学检查

医患之间还需要充分沟通
保乳的获益与风险

术中：仔细操作，确保肉眼切缘阴性

术中仔细操作，确保切缘肉眼阴性，
对各切缘进行标记与染色。

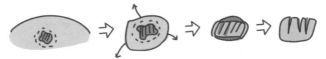

精准手术　标记切缘　切缘染色　巨检切缘

术后：细致的切缘病理评估

万无一失！

病理医师通过石
蜡切片，再次确
认切缘阴性！

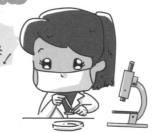

保驾护航：术后放疗、定期随访。

在欧美等发达国家70%以上患者接受保乳治疗，
中国患者保乳的比例也逐年增高。

**我们鼓励符合保乳手术条件的患者勇敢
地选择保乳手术，提高生活质量。**

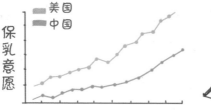

保乳意愿

■ 美国
■ 中国

UP!

　　保乳手术可以在达到相同手术效果的前提下，提高患者术后生活质量，减少身心创伤。保乳手术联合术后放疗，可以取得与全乳切除相同的治疗效果。但保乳手术也有一定的要求，并非适合所有的患者。

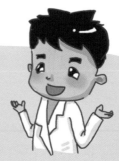

三、植入物乳房重建

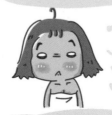

已经得了乳腺癌，再放假体会不会对身体不好？

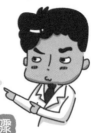

筋膜
胸大肌
假体
胸壁

植入物乳房重建不影响乳腺癌的治疗，也不会增加复发转移的风险！

两步法假体重建步骤

1. 全乳切除时，置入组织扩张器

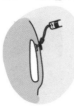

2. 术中和术后定期在组织扩张器中注射生理盐水

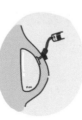

3. 皮肤扩张满意后，二次手术，扩张器取出，放入假体

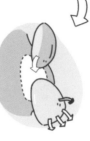

4. 常规随访

扩张器是囊袋结构，有一根导管连接一个活瓣，并有一个注射泵埋植于稍远离扩张器的皮下。

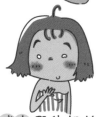

优点

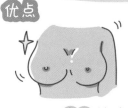

满意

可以**充分**扩张胸壁皮肤，减少假体相关并发症，并获得更**满意**的外形。

并发症

感染 —

主要包括

包膜挛缩

假体移位

有时可能需要经历再次手术微调方能达到完美外观。

一般来讲，如果没有严重的并发症，假体能够在体内长久放置！

一步法假体植入

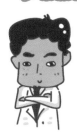

是一种不使用扩张器而直接放入永久假体的重建方式。选择何种假体重建方式主要取决于乳房的外形、身体条件，以及预期的后续治疗方案等。

对于无法保乳，又想保留乳房外观的患者可以考虑乳房重建手术，植入物乳房重建是常用方法之一。通常采用的方式是切除乳房时置入组织扩张器，术后定期扩张皮肤后进行第 2 次手术取出扩张器，置入假体。

四、前哨淋巴结活检术

什么是前哨淋巴结?

前哨淋巴结作为腋窝区域防御的第1站,可以有效预测整个腋窝区域的病理状态。

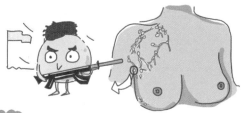

临床意义:

对于淋巴结阴性的患者,前哨淋巴结活检术可避免不必要的腋窝淋巴结清扫,显著降低手术并发症。

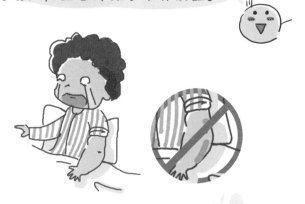

上肢水肿!

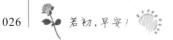

手术流程：

1. 示踪：

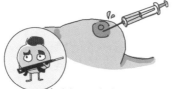

染料示踪剂
（术前10分钟）

放射性核素示踪剂
（术前1天）

2. 活检：

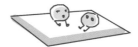

手术切下蓝染或放射性核素显像的前哨淋巴结

3. 检查：

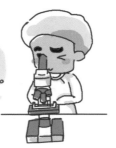

嗯……连续切片检查淋巴结没啥问题。

4. 决策：

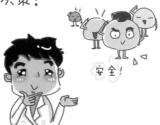

安全！

前哨淋巴结阴性则无须清扫腋窝淋巴结。

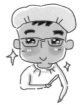

前哨淋巴结阳性则可能会需要请扫腋窝淋巴结。

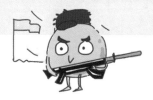

　　对于术前体格检查及影像学检查未发现异常淋巴结的患者，前哨淋巴结活检术是首选的腋窝淋巴结病理状态评估方式。对于前哨淋巴结阴性的患者，可有效避免不必要的腋窝淋巴结清扫，提高术后生活质量。

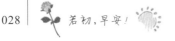

五、术后引流管的维护

为什么要放引流管?

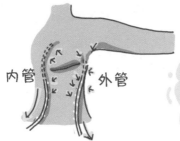

内管　　　外管

手术是一种创伤, 会有较多的渗出液。引流管可以让术区保持负压, 帮助排出渗液, 促进伤口愈合。

为什么引流瓶会不一样?

医师会根据自己的习惯及手术的情况选择引流瓶。

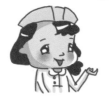 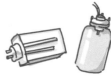

需要注意些什么?

小心保护引流瓶

别针固定在衣服上

放置于背带中

不要扯到引流管, 引流管有一针固定于皮肤, 扯到会痛……

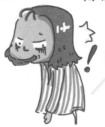

什么时候可以拔管？

每天会有护士记录引流量

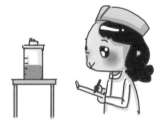

当引流液少到一定程度时（如连续2天≤20毫升）可以考虑拔管。

废瓶扔进垃圾桶！

带管出院怎么办？

部分患者可能会带管出院，需要注意引流液的量哦！

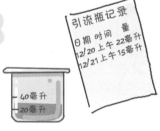

引流瓶记录
日期 时间 量
12/20上午 22毫升
12/21上午 15毫升

40毫升
20毫升

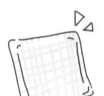

每2~3天换药一次

当引流量达到拔管要求时，可返回病房拔管啦！

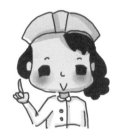

带管出院有什么要注意的？

有特殊情况时需要及时返院哦，包括：

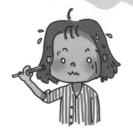

发热>38℃

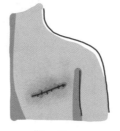

伤口红、肿、热、痛

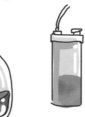

引流液的颜色与量明显变化

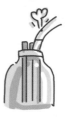

引流装置漏气或无负压

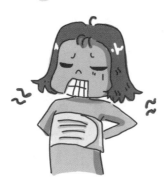

引流管拔除前，请勿随意丢弃胸带哦！

对于全乳切除或腋窝淋巴结清扫的患者，通常会放置引流管，帮助排出渗液，促进伤口愈合。在引流量减少到一定程度后，会予以拔管。部分患者可能需要带管出院，应注意记录每天的引流量。

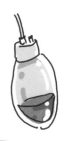

六、腋窝淋巴结清扫术后 如何防止上肢水肿

上肢水肿的临床表现：

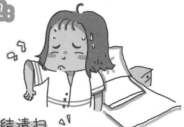

手臂酸胀、麻木、
沉重、水肿
变粗……

上肢水肿多与淋巴结清扫
后淋巴回流受阻有关。

对于上肢水肿，没有特效的治疗
方法，主要以预防为主。

如何预防：

1. 术后患肢抬高：增加淋巴液回流。

卧位时术侧
手臂垫小枕
抬高。

避免术侧手臂长时
间下垂，避免走路
大幅甩手。

2. 向心性按摩：促进上
肢淋巴液回流。
具体步骤为：手指→手
腕→手肘→肩关节。

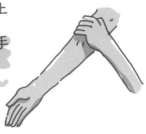

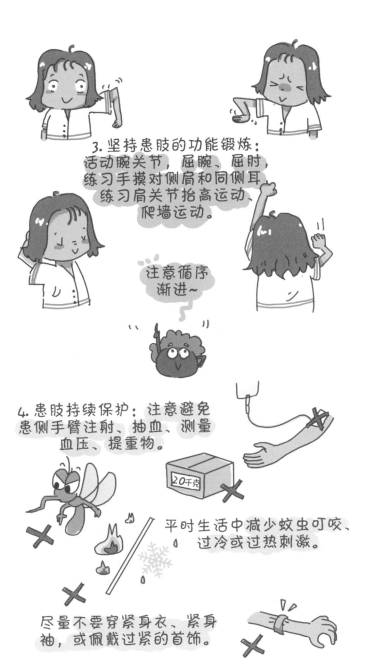

3.坚持患肢的功能锻炼：
活动腕关节，屈腕、屈时，
练习手摸对侧肩和同侧耳，
练习肩关节抬高运动、
爬墙运动。

注意循序
渐进~

4.患肢持续保护：注意避免
患侧手臂注射、抽血、测量
血压、提重物。

20千克

平时生活中减少蚊虫叮咬、
过冷或过热刺激。

尽量不要穿紧身衣、紧身
袖，或佩戴过紧的首饰。

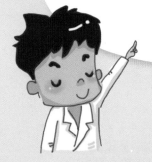

　　腋窝淋巴结清扫术后会有较多的手术并发症，每个患者程度轻重不一。上肢水肿是主要并发症之一，表现为手臂酸胀，甚至水肿变粗。对于上肢水肿，并没有特效的治疗方法，以预防为主。

第三章

知己知彼，方能百战不殆

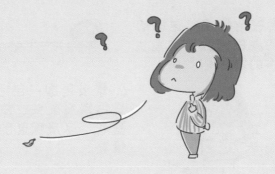

一、如何看懂病理报告

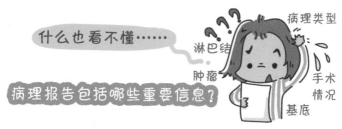

什么也看不懂……

病理类型
淋巴结
肿瘤
手术情况
基底

病理报告包括哪些重要信息？

绝不姑息！

1. 病理类型：给乳腺肿瘤定性的"终极审判"。

2. 肿瘤的大小。

3. 淋巴结情况：包括切除的淋巴结数量和发生转移的淋巴结数量。

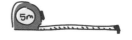

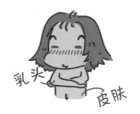

乳头
皮肤

4. 累及范围：包括肿瘤是否累及乳头、皮肤和基底，以及保乳的切缘情况。

5. 其他：肿瘤的组织学分级、脉管癌栓、神经侵犯等。

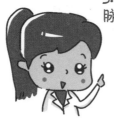

我来给你讲讲吧……

免疫组化检测

重要指标 ER、PR、Her-2和Ki-67，
它们决定了乳腺癌的分型和后续治疗方式，
通常免疫组化需在手术后2周才能完成检测。

分子检测

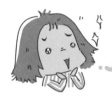

什么是分子检测？好高大上的样子哦~

部分患者适用，如FISH检测可以了解Her-2是否有扩增；21基因检测可以对乳腺癌的复发风险进行危险度的分组。

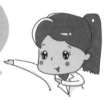

病理报告的意义

病理报告中的这些项目可以帮助判断疾病的预后，决定下一步治疗的策略。

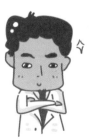

医师会根据病理结果，同时结合患者的一般情况、经济情况等，制订最适合并且最合理的方案。

　　乳腺癌患者术后的病理报告包括石蜡病理报告（有肿瘤类型、大小、组织学分级，淋巴结情况等信息），还有免疫组化报告，包括 ER、PR、Her-2/neu、ki-67 等重要的指标，这些指标是决定后续治疗方案的重要依据。

二、什么是原位癌和浸润性癌

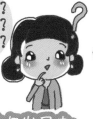
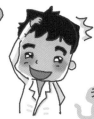

什么是原位癌？
什么是浸润癌？
有什么区别呢？

我来告诉你吧！

乳腺癌的发生与发展史：

从导管上皮不典型增生、高度不典型增生，到原位癌、浸润性癌的发展过程：

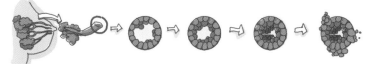

原位癌：

局限于上皮基底膜内生长，没有向外侵犯，常见的如导管原位癌和小叶原位癌。

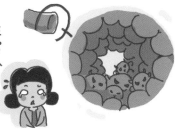

浸润性癌：

癌细胞已经突破上皮基底膜的限制，侵犯周围组织，常见的如浸润性导管癌。

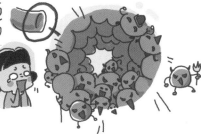

区别1：性质和预后

原位癌：没有外侵，几乎不发生淋巴结转移与远处转移，可视为是一种局部疾病。

浸润性癌：肿瘤外侵，可能发生淋巴结及其他器官转移，是一种全身性疾病。

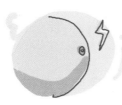

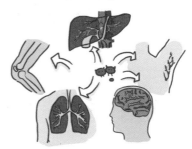

区别2：治疗方式

原位癌：以局部治疗为主，无需化疗。

浸润性癌：以手术为核心的多学科综合治疗（手术、化疗、放疗、内分泌治疗、靶向治疗）。

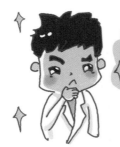

导管原位癌是浸润性导管癌的前驱病变，若不及时治疗，可能会逐渐进展为浸润性癌！

原位癌是乳腺癌最早期的阶段，多数仅通过手术就可以彻底治疗。当然，若原位癌不及时治疗，部分可能会发展为浸润性癌。浸润性癌有复发转移的风险，需要采用以手术为核心的多学科综合治疗策略。

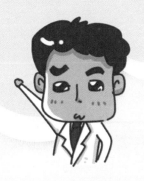

三、浸润性乳腺癌的分类

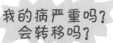

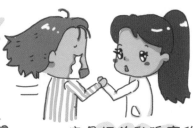

我的病严重吗？
会转移吗？

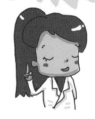

定量评价乳腺癌的严重程度及预后，需参考乳腺癌的分类、分期与分型。

首先，我们了解一下乳腺癌的分类……

乳腺癌的分类：

乳腺癌分为原位癌与浸润性癌，而后者又分许多类型。

乳腺癌 ➡ 原位癌
➡ 浸润性癌

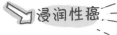

浸润性癌里最常见的是浸润性导管癌和浸润性小叶癌

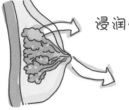

浸润性小叶癌

浸润性导管癌

特殊类型的乳腺癌：

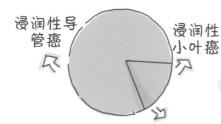

浸润性导管癌

浸润性小叶癌

其中有些预后比常见类型好，有些恶性程度则比常见类型高……

比较"懒惰"的类型：

特殊类型乳腺癌

比较"凶猛"的类型：

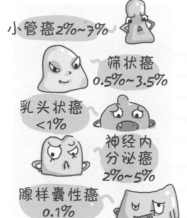

小管癌2%~7%

筛状癌 0.5%~3.5%

乳头状癌 <1%

神经内分泌癌 2%~5%

腺样囊性癌 0.1%

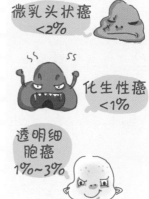

微乳头状癌 <2%

化生性癌 <1%

透明细胞癌 1%~3%

乳腺癌的预后：

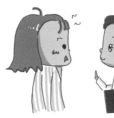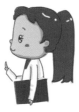

即便是相同类型的乳腺癌，其预后也会截然不同！

需要依靠分期与分型来进行综合评价！

　　定量评价乳腺癌的严重程度与预后，需要参考乳腺癌的分类、分期与分型。乳腺癌分为原位癌与浸润性癌，而后者又分许多类型，浸润性导管癌是其中最常见的类型。

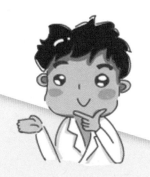

四、乳腺癌的分期

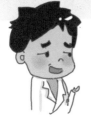

您母亲的病真的是早期的啊！

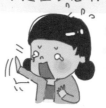

陈医生，您真的不是在安慰我吗？

乳腺癌的分期由以下3个因素决定：

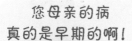

肿瘤大小　淋巴结状态　远处转移

肿瘤大小（T）

Tis 原位癌　T1 <2厘米　T2 2~5厘米　T3 >5厘米

还有……

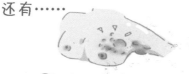

T4 侵犯胸壁或皮肤

淋巴结状态（N）

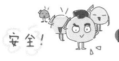

安全！　 N0 阴性

 N1 1~3枚转移　N2 4~9枚转移　N3 ≥10枚转移

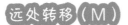

远处转移（M）

M0 无远处转移

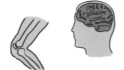

 M1 有远处转移

组织病理学分期

 0期　Tis N0 M0

 I期　T1 N0 M0

 II期　T1~2 N1 M0；T2~3 N0 M0

 III期　任何N2、N3、T4

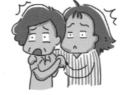

IV期　任何M1

粗粗分类哦~

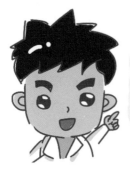

尽管乳腺癌的分期可以帮助判断乳腺癌的发展程度，但预测预后还需要参考乳腺癌的分型哦！

乳腺癌的分期由肿瘤大小、淋巴结状态与远处转移情况这3个因素决定，分为0~Ⅳ期，每个分期中还有更细的分期。分期可以帮助判断乳腺癌的发展程度，但预测预后还需要参考乳腺癌的分型。

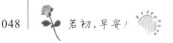

五、浸润性乳腺癌的免疫组化分型

医生，我的病理报告出来啦，可以进行下一步治疗了吗？

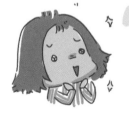

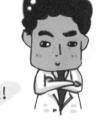

再稍等几天哦，免疫组化报告还没出来！

根据ER、PR、Her-2、Ki-67等指标可将乳腺癌分为4种主要亚型。

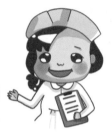

免疫组化报告中的关键指标：

1. ER，雌激素受体，与内分泌治疗有关
2. PR，孕激素受体，与内分泌治疗有关
3. Her-2，人类表皮生长因子受体2，与靶向治疗有关
4. Ki-67，肿瘤增殖指数

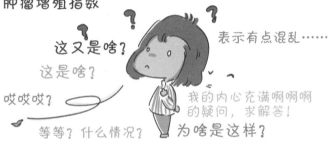

这又是啥？

这是啥？

哎哎哎？

等等？什么情况？

表示有点混乱……

我的内心充满啊啊啊的疑问，求解答！

为啥是这样？

免疫组化分型与特点：

Luminal A型
ER/PR(+)，Her-2(-)，ki-67低表达

笨、钝、耿、懒……

能被内分泌治疗药物压制。

Luminal B型
ER/PR(+)，Her-2(+)或ki-67高表达
心机重、城府深、好隐忍……

部分存在远期复发转移风险。

Her-2过表达型
ER(-)，PR(-)，Her-2(+)
凶猛、狡猾，但重要弱点已被

发现。赫赛汀是"杀伤性武器"。

三阴性型
ER(-)，PR(-)，Her-2(-)
诡谲、多变、来势汹汹，

化疗是目前核心助攻手段。

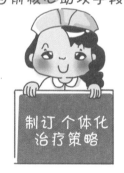

结合石蜡病理检查
与免疫组化信息

制订个体化
治疗策略

　　依据免疫组化报告中的几个关键指标，包括 ER、PR、Her-2 与 Ki-67，可以将乳腺癌分成 Luminal A 型、Luminal B 型、Her-2 阳性型与三阴性型。根据乳腺癌的分类、分期与分型即可制订个体化治疗方案。

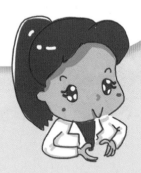

六、Paget病

到帘子后面让我看一下吧。

吴教授，我的乳头一直很痒，还脱皮，皮肤科药膏擦不好。

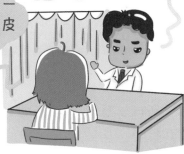

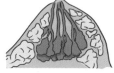

乳头部位长期瘙痒、脱屑等表现需警惕Paget病，建议至乳腺外科就诊哦。

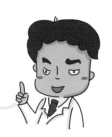

Paget病的临床表现

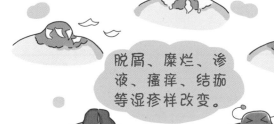

脱屑、糜烂、渗液、瘙痒、结痂等湿疹样改变。

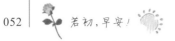

需要注意的是，有50%的Paget病可伴有乳房深部病变。

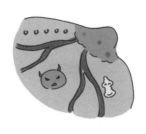
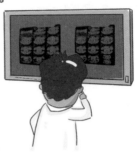

所以，医师在诊断时往往会多方面考虑。

诊断

1. 乳头刮片
2. 受累皮肤楔形切除活检
3. 影像学检查

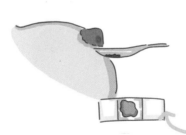

刮下的细胞涂在玻璃片上，再在显微镜下检查。

治疗

治疗方式依检查结果而定。

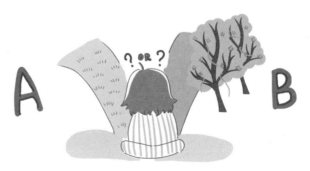

　　Paget 病是发生于乳头－乳晕复合体的原位癌，可表现为长期的瘙痒、脱屑、糜烂与结痂等湿疹样改变，易误诊为皮肤湿疹。值得注意的是，Paget 病往往伴有乳房深部的病变。

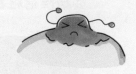

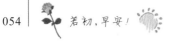

七、隐匿性乳腺癌

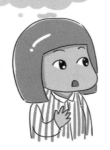

陈医生，腋窝穿刺见癌细胞，但乳房里没有什么啊……

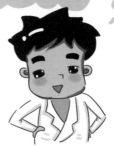

建议做一下PET/CT检查，不排除隐匿性乳腺癌的可能。

什么是隐匿性乳腺癌？

以腋窝肿大淋巴结为首发表现，穿刺或切除活检提示存在转移性腺癌。

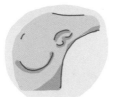

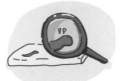

发现敌情！

但无法找到乳房内病灶

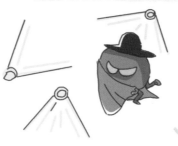

不能触及乳房肿块，且乳房超声、钼靶、磁共振成像检查都没有发现明显的乳房病灶。

同时也排除其他恶性肿瘤的可能

经过其他检查，排除淋巴瘤、
肺癌、黑色素瘤等其他恶性肿
瘤，可高度怀疑乳腺来源。

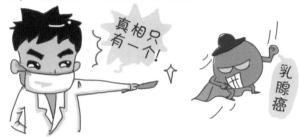

手术方式：

单纯腋窝淋巴结清扫术
或
改良根治术

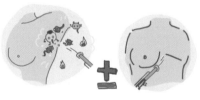

需要注意的是，
部分患者全乳切
除后也无法找到
乳腺癌的原发灶~

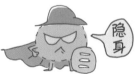

手术后的辅助治疗：

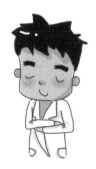

手术后的辅助治疗策
略参考相同期别的乳
腺癌哦~

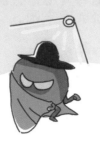

　　以腋窝转移性腺癌为首发表现，体检与影像学检查甚至乳腺专用 PET 检查仍无法发现乳房内病灶，同时排除其他恶性肿瘤的可能，即可考虑为隐匿性乳腺癌。治疗原则基本参考同期别的乳腺癌。

第四章

天涯追杀令

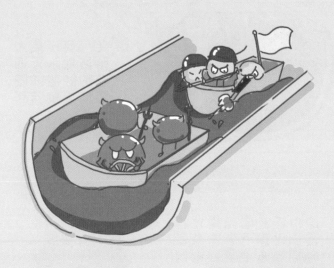

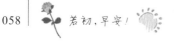

一、哪些患者需要进行术后化疗

为什么要化疗？

肿瘤在生长的过程中，会有一部分肿瘤细胞侵入血液循环，成为日后复发转移的威胁因素。

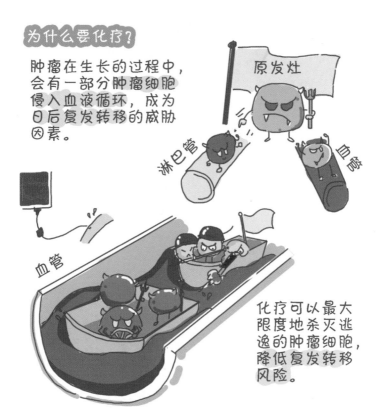

化疗可以最大限度地杀灭逃逸的肿瘤细胞，降低复发转移风险。

哪些因素会影响治疗的决策？

原位癌患者无需化疗，浸润性癌患者需参考分期与分型等因素制订辅助治疗方案。

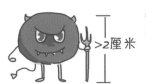

分期：肿瘤直径>2厘米（指浸润性癌的成分）；腋窝淋巴结阳性倾向于需要化疗。

分型：激素受体阴性、Her-2强阳性、Ki-67高表达者倾向于需要化疗。

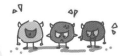

其他因素：

其他诸如年龄、合并基础疾病及患者治疗意愿等，在制订决策时也需要参考。

年龄

➕

基础疾病

➕

对于一些介于可化疗与可不化疗之间的患者，基因检测如21基因检测等，可以提供参考信息。

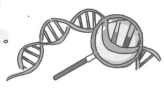

肿瘤在生长的过程中，会有一部分肿瘤细胞侵入血液循环，成为日后复发转移的威胁因素。化疗可以最大限度地杀灭逃逸的肿瘤细胞，降低复发转移风险。多数浸润性癌患者术后需要进行化疗。

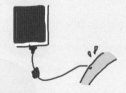

二、乳腺癌的辅助化疗是如何进行的

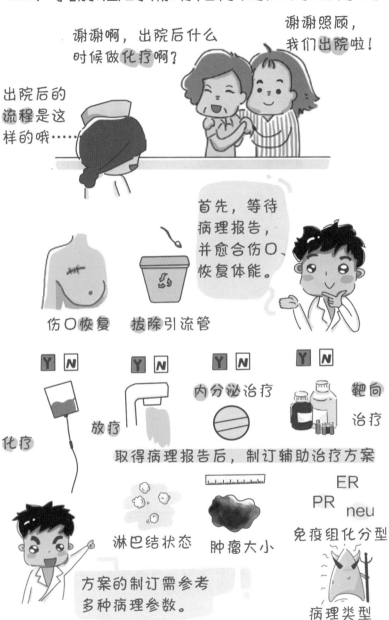

医患沟通，充分了解化疗细节

 所用药物

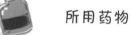 疗程数与间隔周期

 不良反应

 注意事项

化疗前准备

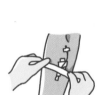

PICC置管

化疗前常规检查

化疗期间定期复查血常规等项目

预约化疗，按时进行足疗程化疗

相信你们一定会为我保驾护航的！

　　术后取得所有病理检查报告后，医师会根据病理检查结果，结合患者的一般情况制订标准的化疗方案。患者需要在化疗前与医师充分沟通，了解所用方案的疗程数与间隔周期，以及核心药物的不良反应和注意事项。

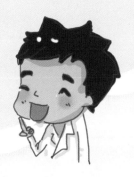

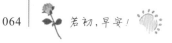

三、乳腺癌辅助化疗的常用药物

化疗的重要性

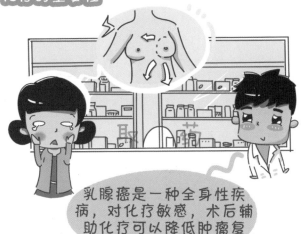

乳腺癌是一种全身性疾病，对化疗敏感，术后辅助化疗可以降低肿瘤复发转移的风险。

常用药物—紫杉类药物

保持微管蛋白稳定，抑制肿瘤细胞分裂增殖，包括紫杉醇和多西他赛。

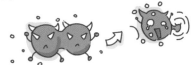

常用药物—蒽环类药物

干扰转录，抑制拓扑异构酶II，杀灭肿瘤细胞。包括多柔比星（阿霉素）和表柔比星（表阿霉素）。

铂类药物

干扰DNA合成，而产生细胞毒作用

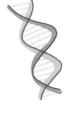

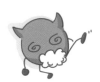

主要有卡铂、顺铂等。

其他

环磷酰胺（CTX）和5-氟尿嘧啶（5-FU）也是乳腺癌辅助化疗中的常用药物。

联合用药

在乳腺癌的辅助化疗中，常常需要几种化疗药物的联合使用，才能达到最好的疗效。

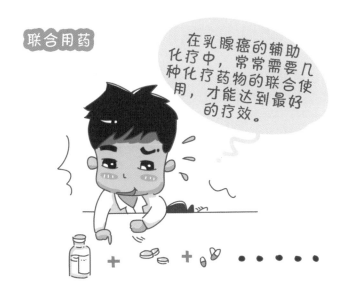

　　乳腺癌普遍对化疗敏感，术后辅助化疗可以降低复发转移风险。常用于乳腺癌的化疗药物主要有蒽环类药物和紫杉类药物，前者代表药物为表柔比星，后者代表药物为紫杉醇和多西他赛。

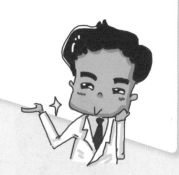

四、化疗前需要做哪些准备

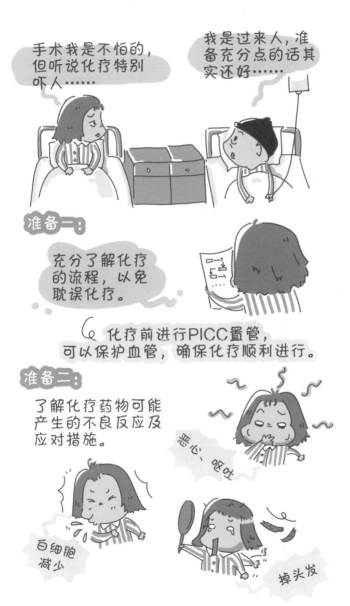

准备三：

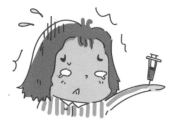

化疗前检测血常规及肝、肾功能。化疗期间记得按计划复查血常规及肝、肾功能。

准备四：

保证充足的睡眠

营养饮食

从吃开始

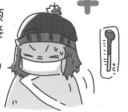

+

注意休息、保暖，减少频繁出入公共场所，避免接触病原菌从而预防感染。

保暖！保暖！

总结：

化疗前需做好充分的心理及生理准备，无须焦虑或惧怕，医师及您的家人会全程为您

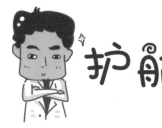

保驾 护航

　　化疗前需要充分了解化疗的流程，以免耽误化疗。在制订了化疗方案后，需要了解化疗的疗程数与间期，以及化疗药物可能的不良反应与预防措施。在正式开始化疗前，可进行 PICC 置管以保护小血管。

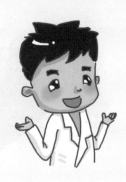

五、PICC置管

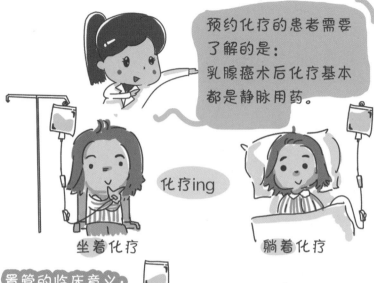

预约化疗的患者需要了解的是：
乳腺癌术后化疗基本都是静脉用药。

化疗ing

坐着化疗　　躺着化疗

置管的临床意义：

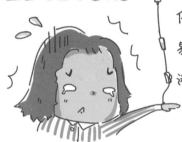

化疗药物具有强刺激性，容易引起静脉炎，甚至药物外渗造成组织损伤。

闪亮登场~

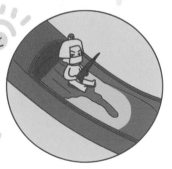

PICC置管的意义在于，可以将化疗药物释放在较粗、血流量较大的静脉中，稀释的药物对周围血管内膜的损伤显著减小。

PICC置管可避免反复的静脉穿刺，同时也不会限制日常活动。

置管维护：

PICC置管患者每周需要由专业护理人员进行置管维护。

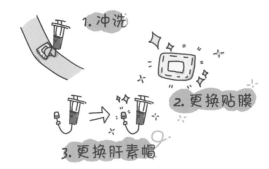

1.冲洗

2.更换贴膜

3.更换肝素帽

注意事项：

如果PICC置管后发生了局部皮肤的红肿、发热或B超检查显示有血栓及脓栓形成，应立即到医院就诊。

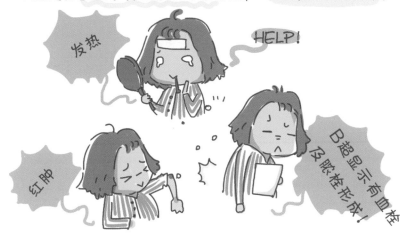

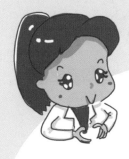

化疗药物具有强刺激性，容易引起静脉炎，甚至药物外渗造成组织损伤。因此化疗前建议进行 PICC 置管，其意义在于将化疗药物释放在较粗、血流量较大的静脉中，减少对血管内膜的损伤。

六、蒽环类药物化疗的注意事项

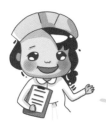

蒽环类药物是化疗中常用的药物，了解这类药物可以更好地配合治疗！

作用机制：

蒽环类药物可以直接阻止mRNA的形成，从而抑制DNA和RNA的合成；也可以通过抑制拓扑异构酶Ⅱ杀灭肿瘤细胞。

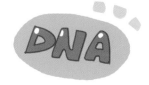

代表药物：

以表柔比星（法玛新）为代表的蒽环类药物，是目前乳腺癌辅助化疗的基石。

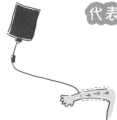

恶心、呕吐是常见的不良反应：

恶心、呕吐是蒽环类药物的常见不良反应，所以化疗前会应用一些止吐药物来预防或缓解可能出现的不适。

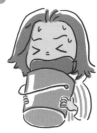

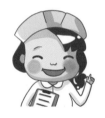

心脏毒性：

心脏毒性是蒽环类药物另一重要的不良反应，通常表现为心电图变化和心律不齐。

白细胞减少：

部分患者可能出现白细胞减少，尤其是中性粒细胞减少。

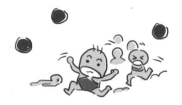

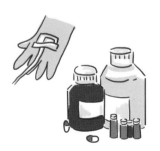

复查血常规：

如出现白细胞低于正常值下限，建议到医院处理，可能需要应用升白细胞的药物治疗。

脱发也是常见的不良反应：

脱发是化疗的常见不良反应，一般在第2疗程左右即开始有明显脱发。

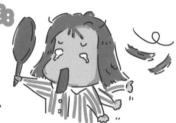

以表柔比星为代表的蒽环类药物是目前乳腺癌辅助化疗的基石。消化道反应、骨髓抑制如白细胞减少、心脏毒性等是主要的不良反应。应用蒽环类药物化疗前，需预防性应用止吐药物。

七、紫杉类药物化疗的注意事项

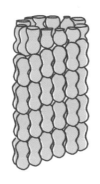

紫杉类药物通过阻止微管蛋白解聚而发挥抗肿瘤作用。

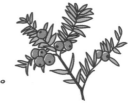

红豆杉
合成紫杉类药物的主要成分之一。

乳腺癌化疗的基石药物之一

常用的紫杉类药物包括紫杉醇和多西他赛。

其作用机制相似但用药的剂量、间隔时间和预处理方式有所不同。

用药前预处理

紫杉类药物用药前需地塞米松预处理以预防过敏反应。

地塞米松片　　　地塞米松注射液

地塞米松片

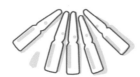

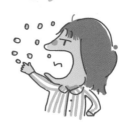

轻

护士……我发出来
几个痒痒的块……

重

过敏反应发生率1%~2%

护士……我
好像……呼吸
有些困难……

骨髓抑制是主要的不良反应

脊髓造血功能

兄弟们挺住，
后方补给线被掐！

我快要挂了！

白细胞减少可造成
乏力、虚弱、发热、
易感染，甚至易发生
严重感染。

粒细胞刺激因子是
主要的对症用药。

指甲也变得
灰灰的……

手指、脚趾
有些麻麻
的啊……

rhG-CSF

rhG-CSF

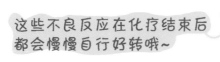

这些不良反应在化疗结束后
都会慢慢自行好转哦~

紫杉类药物也是乳腺癌化疗的基石药物之一，包括紫杉醇和多西他赛。紫杉类药物化疗前需应用地塞米松预处理。骨髓抑制是主要的不良反应，化疗期间需要定期检测血常规，必要时应用升白细胞治疗药物。

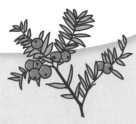

八、进口药物和国产药物选哪种

市面上的药物：

一种化学名对应多种商品名和多个厂家。

例如：

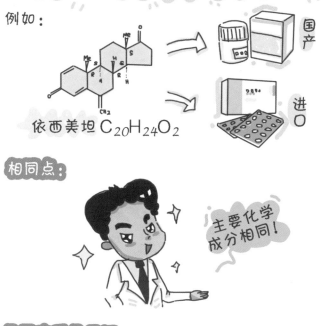

依西美坦 $C_{20}H_{24}O_2$

相同点：

主要化学成分相同！

是否有质量保证：

没有直接进行比较的研究，没有数据证明优劣差距；都获得CFDA*批准上市，疗效均可以保证。

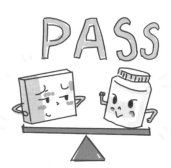

PASS

* CFDA：国家食品药品监督管理总局

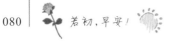

不同点：

不同的研发企业，不同的制备工艺，不同的提取工艺，不同的配置方法，不同的质量监管，不同的价格。

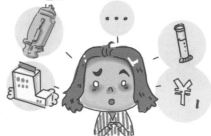

实际上……

疗效的差距远远小于价格的差距~

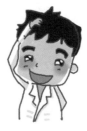

如何选择：

建议根据自身经济条件及医保报销情况选择！

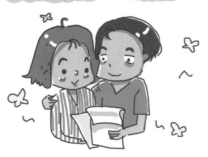

　　国产仿制药与进口原研药的疗效均可得到保证，但价格往往相差数倍。患者可以根据自身经济条件与医保报销情况进行选择，如经济条件许可，并且有大病医保的话，进口原研药品可以是首选。

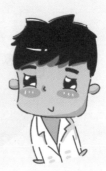

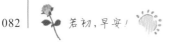

九、化疗期间的饮食有哪些宜忌

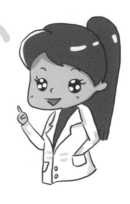

民以食为天。化疗期间吃什么，不吃什么，怎么吃，是个重要问题！

化疗期间的饮食原则：

化疗会导致食欲下降、恶心、呕吐、便秘、腹泻等不良反应。

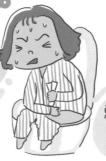

总体饮食原则为清淡易消化+营养均衡。

恶心、呕吐怎么办？

发生恶心、呕吐时，注意频繁少量饮水，少食多餐；以清淡温热食物为主。

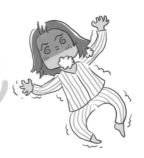

可以食用：

豆制品、牛奶、鸡蛋、海鲜均可以食用，不会导致疾病复发。注意饮食均衡搭配。

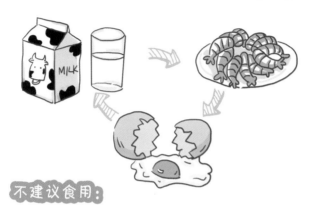

不建议食用：

1. 含有大量雌激素的营养品：蜂胶、蜂皇浆、燕窝、哈士膜、胎盘制剂等；
2. 成分不明的补品；
3. 高脂饮食。

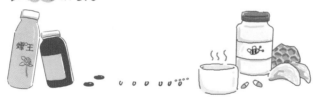

可以吃中药吗？

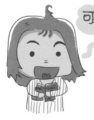

中药有增加肝、肾代谢负担而延误化疗的风险，因此化疗期间不推荐合并应用中药或补品。

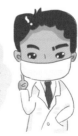

化疗期间的饮食并无过多禁忌，注意清淡易消化与均衡营养即可，需要避免的是富含雌激素的营养品，如蜂胶、蜂皇浆等。此外，并不建议在化疗期间应用抗肿瘤中药，因为可能会增加肝、肾代谢负担而延误化疗。

十、白细胞减少的处理

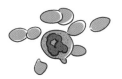

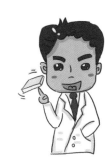

中性粒细胞是白细胞中数量最多的一种，产生速率高但存活期短，仅2~3天。

中性粒细胞减少（粒缺）

白细胞减少是化疗后最常见的不良反应之一，通常发生在化疗后8~10天。

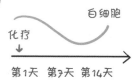

化疗后白细胞减少的规律

中性粒细胞减少发生的原因

化疗药物杀伤肿瘤细胞的同时也会杀伤分裂增殖迅速的正常细胞，因此造成中性粒细胞减少。

不良反应评价标准

中性粒细胞计数减少分为4个等级：

0度，≥2.0 × 10⁹/L（正常）
1度，(1.5~1.9) × 10⁹/L
2度，(1.0~1.4) × 10⁹/L
3度，(0.5~0.9) × 10⁹/L
4度，<0.5 × 10⁹/L

正常

(1.5~1.9) × 10⁹/L ①
(1.0~1.4) × 10⁹/L ②
(0.5~0.9) × 10⁹/L ③
<0.5 × 10⁹/L ④

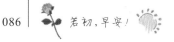

中性粒细胞减少的主要表现

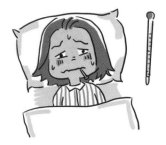

轻度时无明显不适，3、4度中性粒细胞计数减少时可能伴有发热、乏力，可并发感染。

中性粒细胞减少的处理与预防

1. 应用升白细胞药物（如粒细胞集落刺激因子）是主要的治疗方式；

2. 规范复查血常规是非常必要的；

3. 严重者需要使用抗生素预防感染；

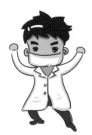

4. 必要时可考虑预防性应用升白细胞药物。

　　中性粒细胞减少是化疗期间最常见的不良反应之一。应用不同的化疗药物，中性粒细胞减少的出现时间与程度会有所不同，但通常在化疗后8~10天达到最低。定期复查血常规，必要时应用升白细胞药物是主要对策。

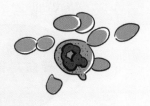

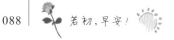
十一、血小板减少的处理

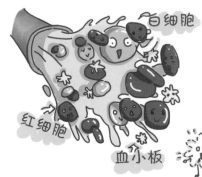

白细胞

红细胞

血小板

血小板减少也是化疗后骨髓抑制的常见表现。

严重程度分级：

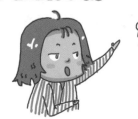

血小板计数

1度	(75~99)×10⁹/L
2度	(50~74)×10⁹/L
3度	(25~49)×10⁹/L
4度	<25×10⁹/L

血小板数量与质量的异常，可能导致凝血功能异常，有出血风险。

出血倾向的表现：

碰撞或穿刺后出现皮肤的瘀斑，皮下出血点，鼻孔、牙龈出血，甚至消化道出血，包括黑便、便血等情况。

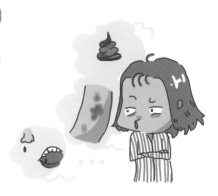

对症治疗：

及时就医，按时复查。但升血小板的药物多起效缓慢。

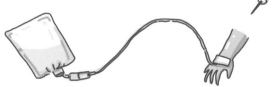

日常生活注意事项：

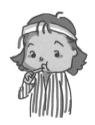

1. 日常活动时，动作尽量轻柔，刷牙不损伤牙龈；

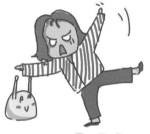

2. 避免剧烈运动，避免肢体与硬物碰撞，预防跌倒；

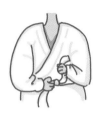

3. 穿着较为柔软的衣服；

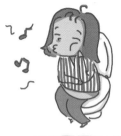

4. 避免进食坚硬的食物，保持大便通畅。

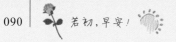

血小板减少也是化疗后骨髓抑制的常见表现。血小板减少严重时出现出血倾向，应定期复查血常规，必要时使用升血小板药物是主要对策。升血小板的药物起效相对缓慢，需注意按时复查血常规。

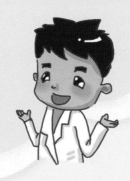

十二、化疗引起的脱发应怎样进行自我护理

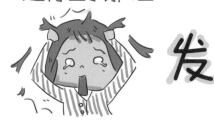

别紧张，脱发是化疗最常见也是最直观的不良反应之一，但是可逆的哦~

脱发原因：

头发细胞在人体细胞中分裂最快，因此，在化疗药物杀灭肿瘤细胞的过程中，也会对头发细胞产生抑制作用。

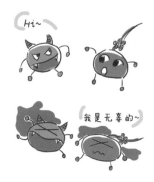

Hi~

我是无辜的~

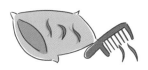

脱发的表现：

化疗后2~3周头发开始脱落。有些患者会经历头发慢慢变细、再断裂的过程；有些会出现头发快速脱落；有些则是缓慢脱发。

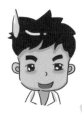

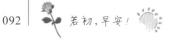

脱发的恢复：

嘿、嘿、嘿……

俏皮短卷

甜美长直

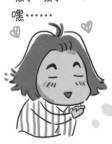

化疗结束后几周，头发会逐渐长出。新长出来的头发发质可能和之前会有所不同。

化疗前准备：

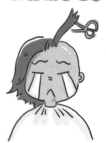

在化疗开始前，可以留短发，或者选择剃去头发，并挑选合适的假发备用。

化疗中护理：

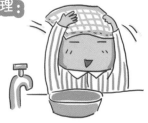

化疗期间，可佩戴头巾、帽子、假发等，既美观又御寒。保持头发、头皮的清洁，不要使用刺激性的洗发液。

　　脱发是最为常见的化疗后不良反应，多在化疗后 2~3 周逐渐出现。通常医师会建议患者在化疗前就理短发，或者选择剃去头发并挑选合适的假发备用。化疗结束后，头发会重新长出来。

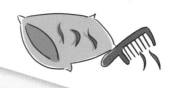

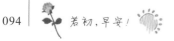
十三、化疗期间怎样减轻恶心、呕吐

 化疗过程中的消化道不良反应相当常见。

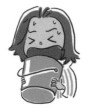

恶心、呕吐

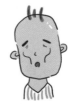

食欲缺乏

化疗呕吐的原因：

化疗药物本身对消化道有刺激作用；同时，化疗也会直接影响中枢神经系统，导致呕吐。

深色遮光袋

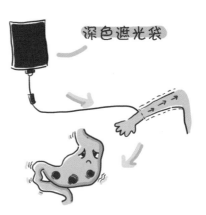

吐晕

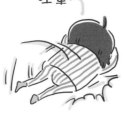

少见！

严重恶心、呕吐：

当严重影响进食时，请及时就诊，进行静脉营养支持治疗。

恶心、呕吐分级：

恶心

1	食欲正常，轻微恶心；
2	食欲下降，可进食；
3	不能明显进食。

呕吐可分为：

1	呕吐1次/24小时
2	呕吐2~5次/24小时
3	呕吐6~10次/24小时
4	呕吐>10次/24小时 并需要胃肠支持治疗。

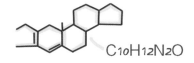 $C_{10}H_{12}N_2O$

 止吐药

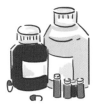

在常规的化疗方案中包含止吐药，一般在化疗药物输注前静脉滴注。

日常注意事项：

☞ 化疗期间吃清淡易消化的饮食，避免油腻、刺激性食物。

☞ 少量多餐，细嚼慢咽，多饮水，多吃新鲜水果、蔬菜。

☞ 注意色、香、味的调配，以刺激食欲。

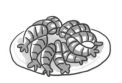 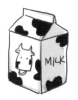

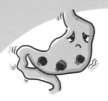

　　化疗过程中的消化道不良反应相当常见，可表现为食欲缺乏、恶心，甚至呕吐，严重者可能影响进食，造成水及电解质紊乱。因此，在化疗前半小时，通常会先应用预防性止吐药物。

十四、化疗期间怎样预防口腔溃疡

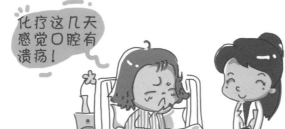

原因：

口腔黏膜是人类新陈代谢较快的组织，化疗药物可能损伤口腔黏膜细胞，导致溃疡的发生。

口腔溃疡的危害：

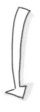

1 局部疼痛：影响进食

2 局部感染：脓肿

3 全身感染：标志着全消化道溃疡的可能

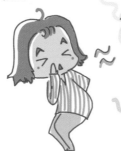

包括食管、胃、肠道，甚至肛门！

这么严重啊！！

建议1：

养成早晚刷牙、进食后漱口的习惯，使用软毛牙刷刷牙。

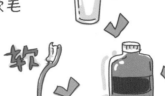

建议2：

戒烟、戒酒，避免食用刺激性较强或粗糙生硬的食物，以及滚烫的食物。

建议3：

保证足够水分的摄入，多吃蔬菜、水果。

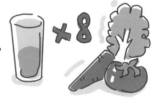

建议4：

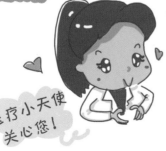

如果已经出现口腔溃疡及牙龈肿痛，应及时告知医师，积极治疗。

医疗小天使关心您！

　　化疗药物可能损伤口腔黏膜细胞，导致溃疡的发生，轻者会有局部疼痛，而重者甚至可能引起消化道溃疡。进食后勤漱口，戒烟、戒酒，避免刺激性食物，保证足够水分的摄入，多食新鲜蔬菜、水果有助于预防。

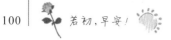

十五、化疗期间怎样预防便秘

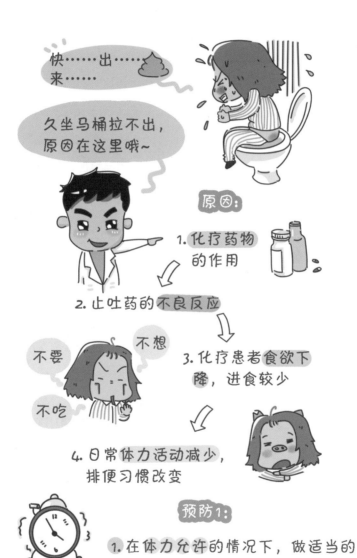

快……出……
来……

久坐马桶拉不出，
原因在这里哦~

原因：

1. 化疗药物
的作用

2. 止吐药的不良反应

不要　　不想

不吃

3. 化疗患者食欲下
降，进食较少

4. 日常体力活动减少，
排便习惯改变

预防1：

1. 在体力允许的情况下，做适当的
活动，养成按时排便的习惯。

预防2：

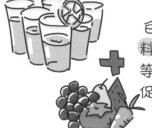

白天多喝水及果汁类饮料，多吃新鲜水果及蔬菜等富含膳食纤维的食物，促进肠蠕动。

蜂蜜、核桃、香蕉等润肠促便的食物可以适当进食哦！

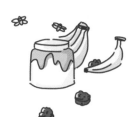

预防3：

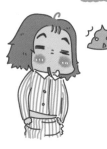

如果便秘情况严重，应在医师的指导下应用润肠通便的药物或轻泻剂。

紧急情况：

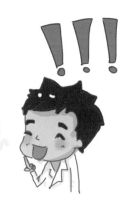

长期停止排气、排便伴腹痛、腹胀者需要警惕肠梗阻风险，请及时就医！

便秘也是化疗期间可能出现的症状。化疗期间患者多有食欲下降，进食减少，体力活动也相应减少，以及化疗与止吐药物的不良反应，是导致便秘的主要原因。多食新鲜蔬菜、水果，适当活动可有效预防。

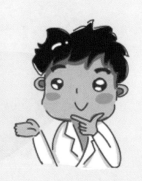

十六、化疗时出现腹泻应怎样处理

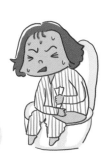

今天大便都3次了！

可能与应用化疗药物、饮食改变，以及心情焦虑相关。

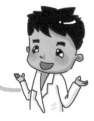

乳腺癌常用的化疗药物多西他赛、希罗达、氟尿嘧啶等都可能导致腹泻。

腹泻的分级：

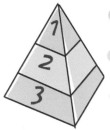

1级：排便次数增加，但<4次/日；

2级：排便次数4~6次/日，不影响正常生活；

3级：排便>6次/日，需静脉补液及住院治疗。

与感染性腹泻的区别：

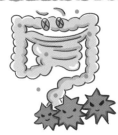

在开始进行止泻治疗之前，需要排除其他原因导致的腹泻。

处理1：

腹泻可能会引起机体水及电解质紊乱，应多饮水，最好是果汁饮料，补充体内丢失的钾，可以减轻乏力的感觉。

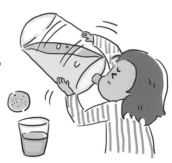

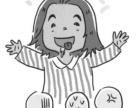

巧克力！

我要吃炸鸡！

处理2：

避免摄入过量油脂及高糖食物，避免食用刺激性或高膳食纤维食物，避免食用牛奶及乳制品。

处理3：

注意大便的次数及颜色。如果发现与以往不同，要留取标本并及时通知医师。

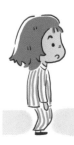
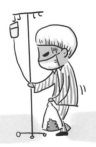
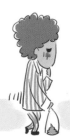

乳腺癌常用的化疗药物，如多西他赛等可能导致腹泻。腹泻可能引起水及电解质紊乱，应多饮水或果汁，同时避免摄取过量油脂及高糖食物，避免刺激性或高膳食纤维食物，以及牛奶及乳制品。

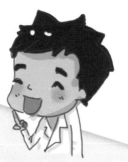

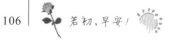

十七、化疗引起的皮肤问题应怎样处理

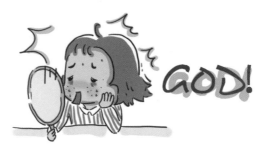

别担心……面部斑点增多，皮肤粗糙、长痘，出现荨麻疹、剥脱性皮炎等，这些也可能与化疗有关。

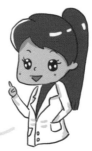

预防小百科

预防1:

化疗前，遵照医嘱，按时服用抗过敏药物。

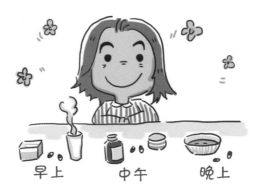

早上　　　　中午　　　　晚上

预防2：

保持皮肤的清洁，定时洗浴，但不要用过热、过冷的水或有刺激性的洗浴液。

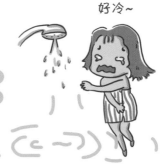

好冷~

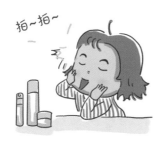

拍~拍~

预防3：

日常皮肤护理注意保湿，不要使用刺激性、含酒精的化妆品。

预防4：

皮炎或色素沉着处，不要用手挠抓及乱用药物涂抹。

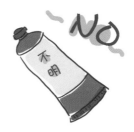

NO

不明

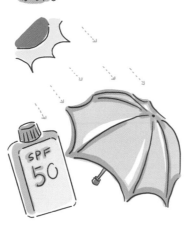

SPF 50

预防5：

避免紫外线的直接照射，尤其是对紫外线过敏的人要格外注意，外出时做好防晒工作，可以戴帽子、打伞、穿长袖衣服等。

　　化疗可能会引起一些皮肤问题，例如色素沉着、面部斑点增多、粗糙，甚至出现荨麻疹、剥脱性皮炎等，这些基本都是可逆的。保持皮肤清洁、注意保湿、避免抓挠，同时注意防晒可有预防作用。

第五章

联合部队总动员

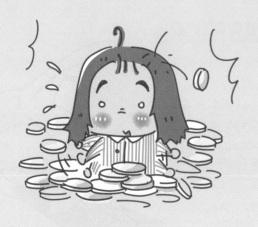

一、哪些患者需要术后放疗

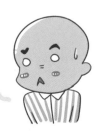

黄医生，我终于熬过化疗了……放疗不做行吗？

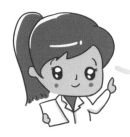

这个不行的哦，保乳术后的放疗还是不建议省掉的。说说放疗那些事儿吧……

放疗俗称"照光"：

是用X线或电子线等射线直接杀灭肿瘤细胞的局部治疗方式。

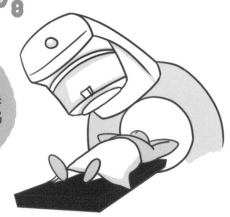

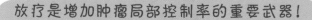

放疗是增加肿瘤局部控制率的重要武器！

以下情况的患者需要考虑放疗：

保乳术后患者

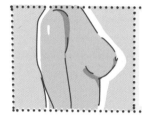

绝大多数保乳术后的患者均需放疗

全乳切除术后有以下情况的患者

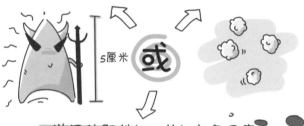

1. 肿瘤直径≥5厘米

2. 淋巴结阳性

5厘米

或

3. 淋巴结阳性(1~3枚)+高危因素

新辅助治疗后的患者

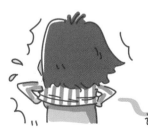

应根据新辅助治疗前的肿瘤大小 + 淋巴结状态决定是否需要放疗。

该来的就来吧！

放疗是用 X 线或电子线直接杀灭肿瘤细胞的局部治疗方式，是增加肿瘤局部控制率的重要治疗措施。绝大多数保乳术后的患者，以及具有高危复发转移风险的全乳切除术后患者均需进行放疗。

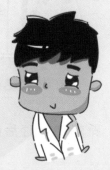

二、乳腺癌术后放疗如何进行

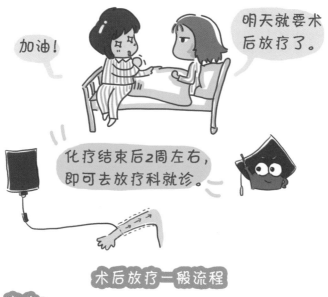

术后放疗一般流程

定位：

定位目的是制订放疗计划，确定放疗的具体部位。

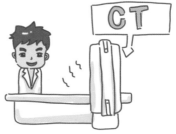

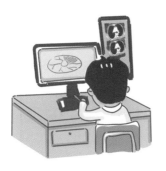

放疗科医师会在电脑上勾画肿瘤位置。

画靶区，做计划：

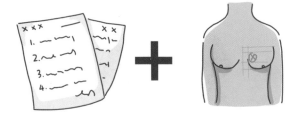

放疗科医生和物理师会勾画出肿瘤所在的位置，制订放疗计划。

正式放疗：

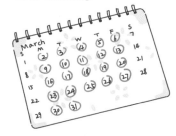

依据计划进行放疗，每周一至周五，持续5周。每次放疗只需要数分钟。

正式放疗时要保持与定位时一样的姿势哦！

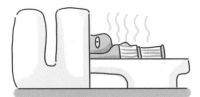

局部加量：

部分患者还需要局部加量，即在肿瘤部位多照射几次。

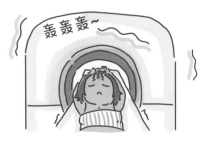

由于从首次放疗科门诊至正式开始放疗之间，需要经过复查、定位、画靶区、制订放疗计划等步骤，因此建议在末次化疗后的2周左右，即去放疗科门诊就诊。放疗一般需要5周左右时间。

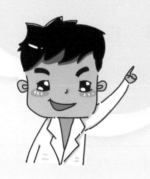

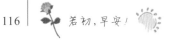

三、放疗的常见不良反应及处理

以局部反应为主：

放疗是一种
局部治疗，
主要不良反
应发生在照
射部位。

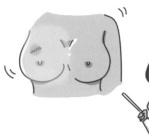

皮肤反应：

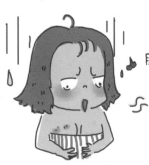

"干反应"：色素沉着，
脱皮，烧灼感；

"湿反应"：水肿，
水泡，渗出；

严重反应：溃疡。

预防皮肤反应：

穿衣宽松，保持清洁
干燥，不用刺激性洗
涤剂清洗皮肤

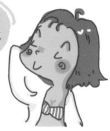

全身反应轻微：

乏力

头晕

白细胞计数轻微减少

比化疗好多啦!

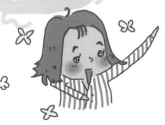

放射性肺炎：

症状：发热、
胸痛、咳嗽

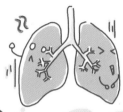

放射性肺炎是放射野内
的正常肺组织受损伤而
引发的炎症。值得欣慰
的是，发生率已很低!

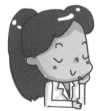

其他症状：

心血管损伤，臂丛神经
损伤，上肢水肿

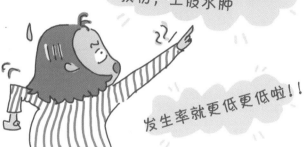

发生率就更低更低啦!!

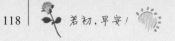

乳腺癌的术后放疗通常不会产生很明显的全身反应，多以局部反应为主，例如照射区域皮肤色素沉着、脱皮、水肿等。由于放疗技术的不断改进，对于周边正常组织的保护也越来越完善。

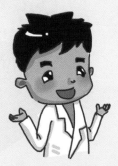

四、绝经前乳腺癌患者的内分泌治疗

雌激素受体（ER）和（或）孕激素受体（PR）阳性的乳腺癌患者多需要接受内分泌治疗。

雌激素受体（ER）

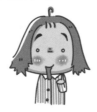

孕激素受体（PR）

在这部分女性当中，乳腺癌细胞的生长与雌激素的不断刺激有关。

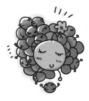

治疗策略1：

应用5年他莫昔芬（三苯氧胺），可降低约50%的乳腺癌复发率。

机制：与乳腺癌细胞表面的激素受体结合，从而阻止体内正常雌、孕激素与受体结合。

治疗策略2：

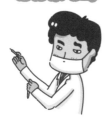

最新临床试验表明，部分患者将他莫昔芬治疗时间延长至10年会有更多的获益。

5 ⇨ 10

治疗策略3：

绝经前女性，卵巢是产生雌激素的主要器官，因此卵巢去势可以减少雌激素的产生。

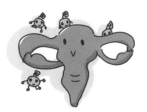

目前常用的卵巢去势方法有两种：

已淘汰

双侧卵巢切除　药物卵巢去势　卵巢放疗

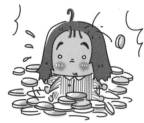

卵巢去势可以联合他莫昔芬或芳香化酶抑制剂（如：来曲唑、阿那曲唑、依西美坦）进行内分泌治疗。

内分泌治疗选择原则：

医师会结合患者的乳腺癌复发风险、药物不良反应、生育要求、经济情况等选择最佳的治疗方案。

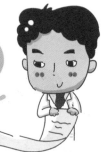

他莫昔芬是绝经前雌、孕激素受体阳性患者内分泌治疗的首选药物。对于部分复发转移风险较高的女性患者而言，卵巢去势联合他莫昔芬或芳香化酶抑制剂可能会带来更多获益。

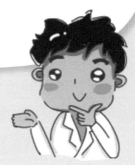

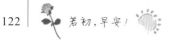

五、他莫昔芬的常见不良反应与注意事项

他莫昔芬是绝经前雌、孕激素受体阳性乳腺癌内分泌治疗的核心药物。

药理作用：

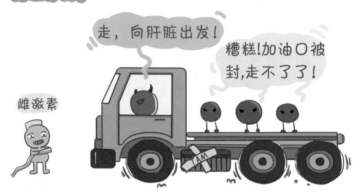

可以与血液中的雌激素竞争性结合雌激素受体，抑制肿瘤细胞的生长。

常见不良反应：

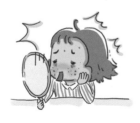

可有月经失调、颜面潮红、皮疹、血脂异常、肝功能损害等不良反应。

子宫内膜相关不良反应：

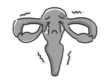

子宫内膜增厚常见
子宫内膜癌极罕见
　用药10年发生率<1%

不良反应多可耐受，
推荐定期复查肝功能、
血脂及妇科超声。

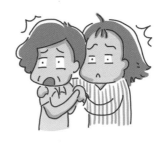

血栓风险：

堵住了呀！

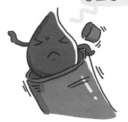

接受他莫昔芬治疗的患者，
血栓风险相对稍高。

但他莫昔芬临床获益确凿，
同时每月治疗费用仅两碗
拉面的价格，使得他莫昔
芬成为绝经前患者首选药
物。

托瑞米芬：

千年替补！

发生不可耐受的不良
反应时，可考虑更换
为托瑞米芬。

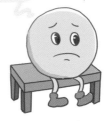

月经失调、皮疹、血脂异常、肝功能异常、子宫内膜增厚、血栓风险增高等是他莫昔芬最常见的不良反应，但其临床获益确凿，利远大于弊，同时价格低廉，使其成为绝经前患者的首选药物。

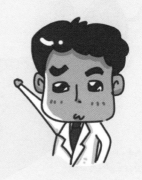

六、卵巢功能抑制剂

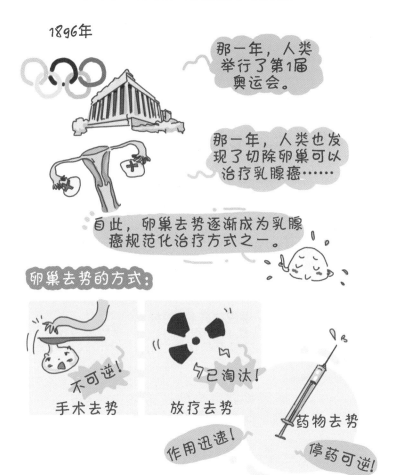

1896年

那一年，人类举行了第1届奥运会。

那一年，人类也发现了切除卵巢可以治疗乳腺癌……

自此，卵巢去势逐渐成为乳腺癌规范化治疗方式之一。

卵巢去势的方式：

不可逆！ 手术去势

已淘汰！ 放疗去势

作用迅速！

药物去势 停药可逆！

药物去势可作为绝经前雌、孕激素受体阳性早期乳腺癌卵巢功能抑制的首选方式！

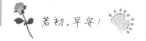

药物去势原理：

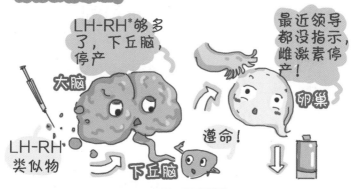

LH-RH*够多了，下丘脑，停产

大脑

LH-RH类似物

下丘脑

遵命！

最近领导都没指示，雌激素停产！

卵巢

目的就是阻止刺激卵巢释放雌、孕激素

用药人群：

高危患者推荐
中危患者考虑
低危患者无需

高危情况：

淋巴结转移>4枚

淋巴结转移1~3枚，雌激素受体(ER)、孕激素受体(PR)阴性

淋巴结转移1~3枚Her-2高表达

用药时限：

卵巢抑制联合他莫昔芬：2~5年
卵巢抑制联合芳香化酶抑制剂：5年

Tips:停药后多在1年内恢复正常月经周期~

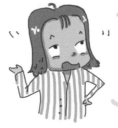

哎……就当省点姨妈巾吧~

*LH-RH：黄体生成素释放激素。

对于中高危复发转移风险的 ER、PR 阳性乳腺癌患者而言，采用卵巢去势联合内分泌治疗药物可能取得更好的疗效。而对于年轻女性患者而言，卵巢功能抑制剂可以作为卵巢去势的首选方式。

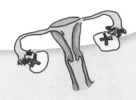

七、绝经后乳腺癌患者的内分泌治疗

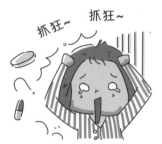

抓狂~ 抓狂~

我化疗后就没有月经了，该吃绝经前的药还是绝经后的药？

化疗后停经并不代表已绝经哦！

绝经后的定义：

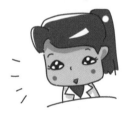

满足以下任意一条，可考虑为已绝经：

1. 双侧卵巢切除后

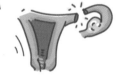

2. 年龄≥60岁

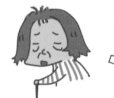

3. 年龄<60岁，自然停经≥12个月，FSH*和雌二醇水平在绝经后范围内

化疗可引起闭经，化疗后的闭经并非绝经！

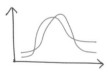

*FSH：卵泡刺激素

芳香化酶抑制剂(AI)的作用机制：

绝经后女性肾上腺产生雄激素

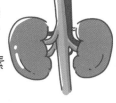

经芳香化酶转化为雌激素

AI可以抑制或灭活芳香化酶来降低体内雌激素水平

第3代AI

非甾体类	甾体类
阿那曲唑（瑞宁得）	依西美坦（阿诺新）
来曲唑（弗隆）	

Tips:

围绝经期以他莫昔芬作为初始治疗药物的患者，如治疗期间达到绝经，可改用AI。

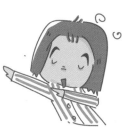

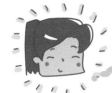

所以围绝经期女性应记得向医师汇报自己的月经状态哦~

　　绝经后 ER、PR 阳性的乳腺癌患者，采用芳香化酶抑制剂进行内分泌治疗可以取得较他莫昔芬更好的疗效。对于围绝经期以他莫昔芬作为初始药物的患者，如治疗期间达到绝经水平，也可更换为芳香化酶抑制剂。

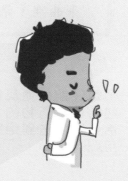

八、芳香化酶抑制剂的 常见不良反应与注意事项

芳香化酶抑制剂（AI）治疗期间常见的不良反应包括：

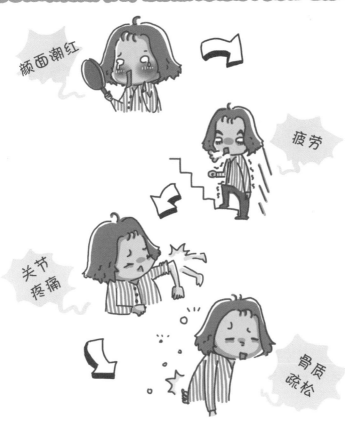

颜面潮红

疲劳

关节疼痛

骨质疏松

这与雌激素水平的下降相关！

解决方法：

皮肤潮红、疲劳：

放轻松！

Tips：随用药时间延长会
逐渐好转！

关节疼痛：

首先排除其他
疾病的可能！

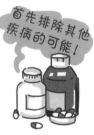

Tips：
症状严重时可适当
使用非甾体类消炎
镇痛药对症治疗。

骨量减少或骨质疏松：

Tips：

5. 适当锻炼
身体！

1. 每年检测骨密度；

2. 补充钙剂及维生素D；

3. 部分患者需用双膦
酸盐治疗；

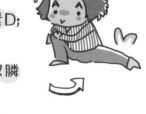

4. 多晒太阳；

芳香化酶抑制剂的常见不良反应包括颜面潮红、关节疼痛、疲劳、骨量减少等，这与雌激素水平下降有关。建议用药患者每年检测骨密度，多晒太阳，日常补充钙剂及维生素 D。

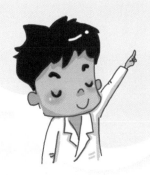

九、芳香化酶抑制剂治疗期间如何进行骨保护

芳香化酶抑制剂（AI）与骨的关系：

雌激素在人体内有保护骨骼的作用，绝经后女性雌激素水平下降，易出现骨量下降，甚至骨质疏松。

然而，AI可能加重骨量减少或骨质疏松。

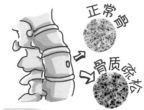

正常骨

骨质疏松

临床表现：

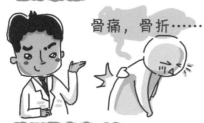

骨痛，骨折……

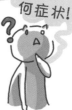

但大部分人没有任何症状！

检测骨密度时机：

开始应用AI前的基线检查及每年1次的常规检查。

解读骨密度检查：

骨密度检查报告上的T-Score：

1. T-Score>-1.0，为骨量正常，不推荐使用双膦酸盐；

2. T-Score为-2.5~-1.0，为骨量减低，给予维生素D和钙片治疗，并考虑应用双膦酸盐；

3. T-Score<-2.5，为骨质疏松，需要开始使用双膦酸盐。

-1.0 骨量正常

骨量减低

-2.5 骨质疏松

日常保健：

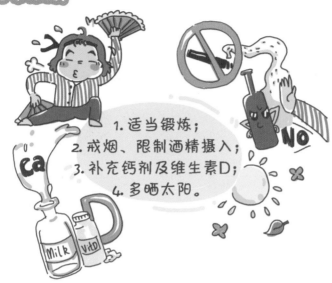

1. 适当锻炼；
2. 戒烟、限制酒精摄入；
3. 补充钙剂及维生素D；
4. 多晒太阳。

Tips：

出现骨痛等症状，请及时就医！

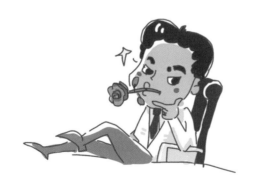

绝经后女性易出现骨量下降，甚至骨质疏松，而芳香化酶抑制剂可能加重骨量丢失。对于绝经后女性，建议在开始芳香化酶抑制剂之前及之后每年进行骨密度检查，必要时可以应用双膦酸盐治疗。

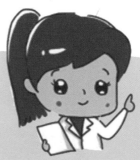

十、内分泌治疗需多久时间

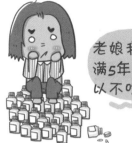

老娘我已经吃满5年药了，可以不吃了吗？

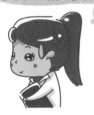

是否停药，需要参考术后病理情况哦！

临床用药的决策依据：

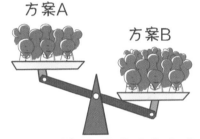

方案A

方案B

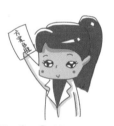

低复发风险的患者建议满5年停药：

同时满足以下条件者可满5年停药

G1
组织学分级I级

脉管无癌栓

淋巴结阴性

Her-2
基因无扩增

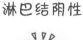

肿瘤≤2厘米

雌激素受体阳性

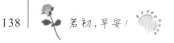

淋巴结阳性的患者可考虑延长用药时间：

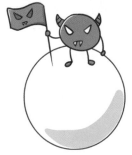

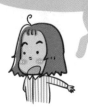

那就给老娘再来一份！

淋巴结阳性患者从延长治疗中获益最多。

其他也可用于参考的指标包括：

G3

组织学分级Ⅲ级

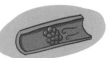

脉管癌栓

肿瘤直径>2厘米

Her-2扩增

Tips:

医师会根据患者的复发
风险、月经状态、风险
与获益做出综合评估，
制订最适合的内分泌

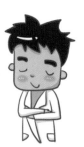

治疗方案

内分泌治疗的用药时间与患者复发转移的风险有关。对于具有高危因素的患者，如肿瘤较大、组织学分级Ⅲ级、脉管癌栓或淋巴结阳性，或Her-2扩增等，医师可能会建议延长用药时间。

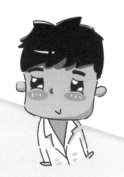

十一、什么是抗Her-2靶向治疗

原癌基因Her-2：

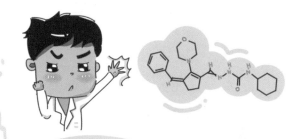

在乳腺癌中，原癌基因Her-2在肿瘤的增殖和转移过程中起了关键作用。过表达Her-2的乳腺癌细胞恶性程度更高。

Her-2阳性乳腺癌被发现！

HER-2检测手段：

免疫组化Her-2（+++）或FISH（+）的浸润性乳腺癌患者可以从赫赛汀靶向治疗中获益

靶向治疗药物赫赛汀是Her-2阳性乳腺癌治疗的

特效药

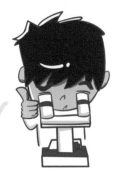

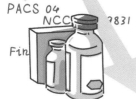

BCIRG 006
HERA
NSABP -31
PACS 04
NCC 9831
Fin

为期1年的赫赛汀靶向治疗可降低Her-2阳性乳腺癌患者50%的复发相对风险，30%的死亡相对风险。

国内外指南推荐：

国内外乳腺癌诊疗规范均建议Her-2阳性乳腺癌患者尽早使用赫赛汀靶向治疗，以获取最佳治疗效果。

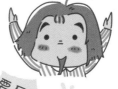

要尽早哦！

不良反应：

没有化疗药物常见的不良反应，大多数患者可以耐受。

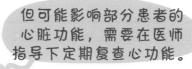

但可能影响部分患者的心脏功能，需要在医师指导下定期复查心功能。

Her-2/neu 过表达的乳腺癌恶性程度较高, 免疫组化 Her-2(+++) 或 FISH(+) 的浸润性乳腺癌患者可以从赫赛汀靶向治疗中获益。为期 1 年的辅助靶向治疗可以降低 50% 的复发相对风险与 30% 的死亡相对风险。

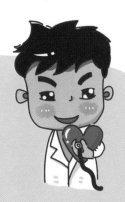

十二、赫赛汀靶向治疗常见不良反应的处理及注意事项

过敏反应：

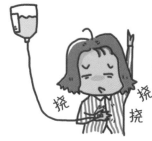

较少发生，多在输液时发生。轻者有皮肤瘙痒，头晕；重者可能有喉头水肿，血压下降。

挠 挠 挠

心脏毒性：

心脏毒性是赫赛汀靶向治疗的主要不良反应，多无症状，仅表现为左心室射血分数降低。

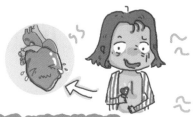

有症状的心脏毒性表现：

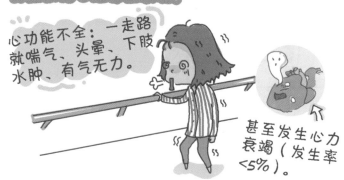

心功能不全：一走路就喘气、头晕、下肢水肿、有气无力。

甚至发生心力衰竭（发生率<5%）。

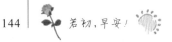

3类人群具有危险因素：

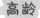

高龄　　　　　使用过蒽环　　　治疗前心
　　　　　　　类药物　　　　功能较差

发生可逆：

赫赛汀所导致的心功能异常大多数是可逆的，
通过对症治疗或停药可恢复！

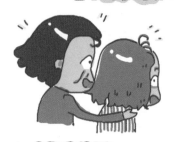

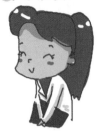

心功能的检测：

在治疗开始前、治疗中及治疗后评估心脏
功能。主要检查包括：心电图、心脏超声等检查。

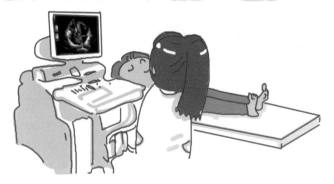

赫赛汀靶向治疗的常见不良反应包括药物过敏与心脏毒性。初始应用赫赛汀时需要减缓输液滴速，并观察有无过敏反应。在应用赫赛汀期间也需要注意定期评估心功能，如心电图、心脏超声等检查。

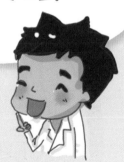

第六章

那些太容易被忽略的

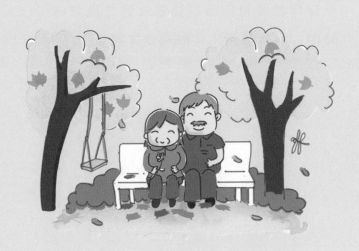

一、什么是临床试验，值得参加吗

现代医学中，每一种治疗方式的诞生都必须经过严格的临床试验的验证。

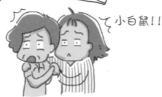

需要强调的是，临床试验并非将患者当成"小白鼠"哦！

药品上市需要经过的考验：

药理学与安全性评估

Ⅰ期研究
药理与安全性研究

Ⅱ期研究
疗效与安全性评估

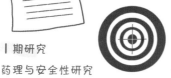

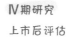

Ⅲ期研究
验证临床作用

Ⅳ期研究
上市后评估

伦理委员会成员：

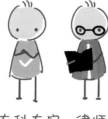
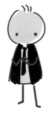
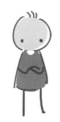
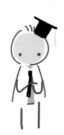

专科专家　律师　　院领导　　街道主任　医学专家

临床试验的意义：

探索更好的用药
方案；评估新药
的临床价值，并
且提前应用新药。

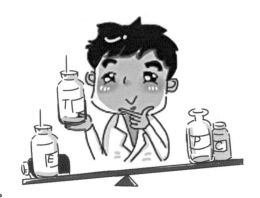

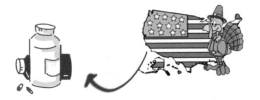

临床试验有严格的筛选标准：

排除标准

入组标准

标准

我的天！

审核超严格！

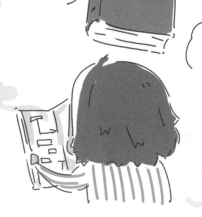

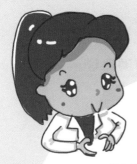

现代医学中，每一种治疗方式的诞生都必须经过严格的临床试验的验证。需要强调的是，临床试验并非将患者当成"小白鼠"，参与临床试验有可能提前应用在欧美国家已经上市的新药。

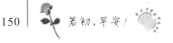

二、什么是新辅助化疗

明明已经确诊了，为啥不能直接手术啊？！

肿瘤太大，直接手术不安全，建议先进行新辅助化疗。

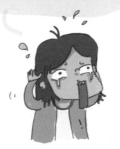

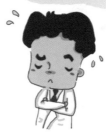

 根治性手术前进行的规范化疗，称为新辅助化疗。

新辅助化疗的临床意义：

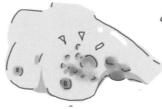

✿ 局部晚期的患者

变不可手术为可手术

✿ 肿块稍大无法保乳的患者增加保乳成功率

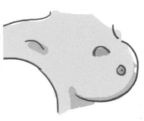

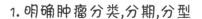

新辅助化疗前的准备：

1. 明确肿瘤分类,分期,分型

细针穿刺

空心针穿刺

2. 局部病变范围评估

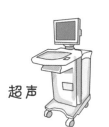

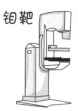

钼靶

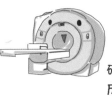

磁共振成像

超声

3. 排除远处转移

新辅助化疗期间评估：

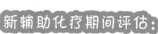

骨　肝　淋巴结

肺　脑

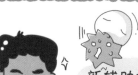

新辅助化疗期间每2个疗程需要进行疗效评估；

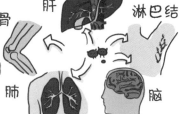

完成新辅助化疗后2周左右，如无手术禁忌证，即可安排手术哦！

　　新辅助化疗，即在根治性手术前进行的规范化疗，其临床意义在于可以使局部进展晚期暂不可手术的患者变为可手术，使肿块稍大暂无法保乳的患者增加保乳成功率。新辅助化疗期间需注意定期评估疗效。

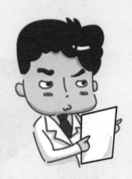

三、误闯粉红世界的男人

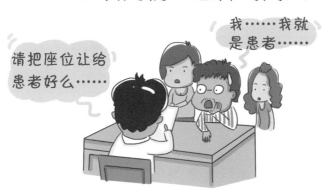

男性也会发生乳腺癌：

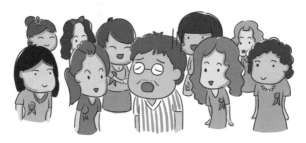

男性乳腺癌占所有乳腺癌发生率的不足1%，高峰年龄为65岁。

男性乳腺癌的危险因素：

慢性肝病

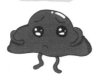

OR

电离辐射

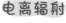

激素水平异常、肝病等内科疾病、遗传因素、环境因素等可增加风险。

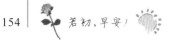

临床表现：

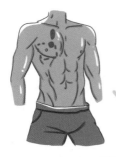

多表现为单侧无痛性肿块。

治疗原则：

大兄弟啊，得了这个病，记得要吃药哦~

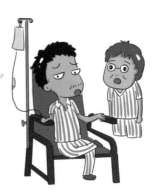

男性乳腺癌的治疗原则基本参考女性乳腺癌。

误闯粉红世界的男人，需要同样的关爱与指引。

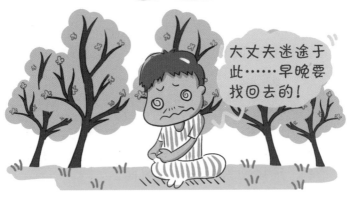

大丈夫迷途于此……早晚要找回去的！

男性乳腺癌占所有乳腺癌发生率的不足 1%，多表现为单侧无痛性肿块。激素水平异常、肝病等内科疾病、遗传因素及环境因素等可能增加风险。男性乳腺癌的治疗原则基本参考女性乳腺癌。

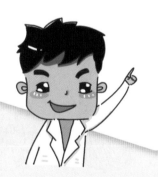

四、乳腺癌术后渐进式康复操

收展运动 (术后2~4周后)：

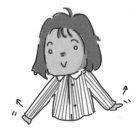 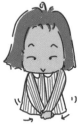 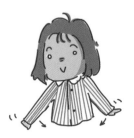

双手向两侧展开45°角，左、右两手斜下于腹前交叉，重复展开。

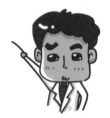

上举运动 (术后2~4周后)：

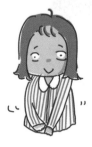 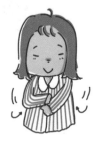 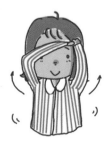

健侧握患侧手腕至腹前，拉至胸前平屈，上举过头。

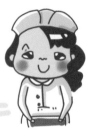

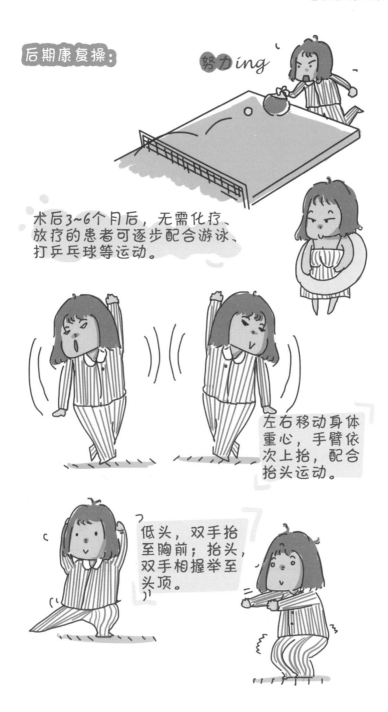

后期康复操：

努力ing

术后3~6个月后，无需化疗、放疗的患者可逐步配合游泳、打乒乓球等运动。

左右移动身体重心，手臂依次上抬，配合抬头运动。

低头，双手抬至胸前；抬头，双手相握举至头顶。

乳腺癌患者术后，待伤口长好后即可开始进行针对性的康复锻炼。积极且规范的康复锻炼可以帮助改善上肢运动功能。具体的康复锻炼方法和康复操，可以咨询病房护士哦！

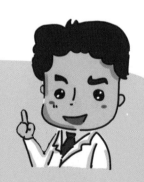

五、乳腺癌术后的常规随访

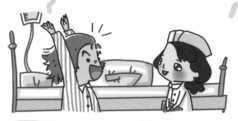

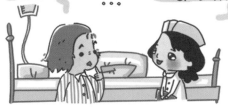

随访频率：

浸润性乳腺癌的随访频率一般为：

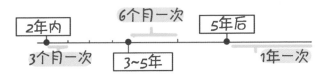

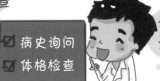

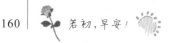

随访项目：

常规随访项目
包括这些：

1.肿瘤标记物：

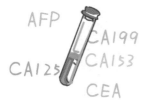

AFP
CA199
CA125
CA153
CEA

2.超声（乳房、淋巴结、腹部）：

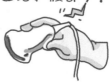

3.钼靶

4.胸部CT

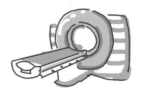

记得带上辅助检查的结果报告：

根据患者病情的不同，随访时间间隔和项目可能也不相同。在随访时要带好辅助检查的结果报告哈！

事半

功倍

　　手术、化疗的结束，并不意味着治疗的结束。随访，作为肿瘤全程诊疗与管理的一部分，其重要程度并不亚于手术或者辅助治疗。根据患者病情及用药情况的不同，随访时间间隔与项目可能稍有不同。

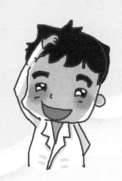

六、磨玻璃样结节的处理

磨玻璃样结节，英文简写GGO，是指在胸部CT扫描时发现的磨玻璃样病变。

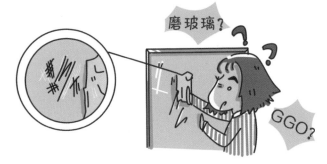

GGO并不是一种单一的疾病，而是一种影像学表现。病因：炎症、增生性病变，以及恶性肿瘤。

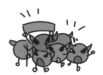

炎症　　　　　增生性病变　　　　恶性肿瘤

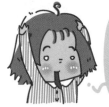
怎么处理？

在胸部CT片上发现GGO时，需要3个月的短期随访观察其动态变化，才能决定下一步的诊疗方案。

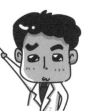

发现GGO　　复查观察　　复查观察

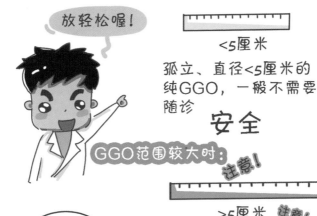

GGO范围较小时：

放轻松喔！

<5厘米

孤立、直径<5厘米的纯GGO，一般不需要随诊

安全

GGO范围较大时：

注意！

>5厘米 注意！

直径>5厘米的纯GGO，3个月后进行复查。

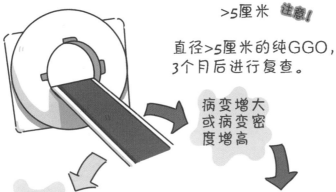

病变增大或病变密度增高

持续存在

可能需要外科处理

每年复查

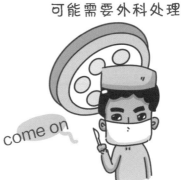

come on

随着 CT 检测技术的进步，越来越多的微小病灶被发现，其中包括磨玻璃样结节。磨玻璃样结节并非单一疾病，而是一种影像学的征象，对于胸部 CT 检查发现的结节，一般建议 3 个月左右短期随访动态观察。

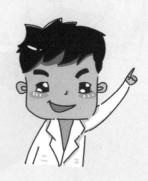

七、得了乳腺癌，还能保留乳房的正常外观吗

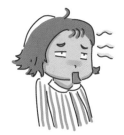

得了乳腺癌还能保留乳房的正常外观吗？

当然可以！保乳手术、乳房重建术、佩戴义乳都是可以考虑的选择！

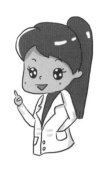

保乳手术：

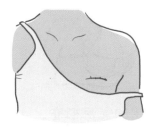

乳腺癌标准手术方式之一，根治肿瘤的同时保留乳房自然美观的外形。

I期植入物重建：

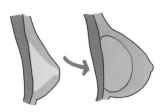

在切除乳房的同时，立即放置扩张器或假体，替代乳腺组织的位置。

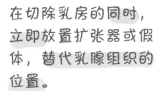

I期自体组织重建：

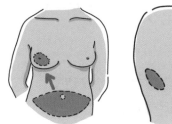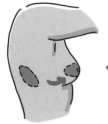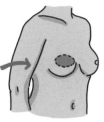

切除乳房的同时，将腹部或背部的组织
移植至乳房缺损的部位。

II期乳房重建：

切除乳房一段时间后，再次重建，
以自体组织重建为主。

佩戴义乳：

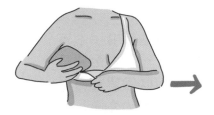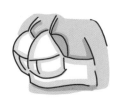

佩戴义乳，穿衣时有一定的乳房形态。

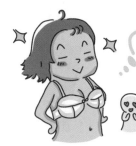

乳腺癌的预后是非
常好的，因此生活
质量相当重要！

　　乳腺癌作为预后最好的肿瘤之一，患者对于生活质量的要求也越来越高。对于适合保乳的患者，可以首选保乳手术；无法保乳的患者，可以考虑乳房重建。除此之外，佩戴义乳也是一个退而求其次的选择。

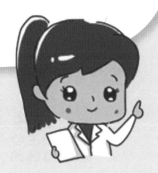

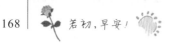

八、乳腺癌患者的性生活

乳腺癌患者仍可保持正常的性生活：

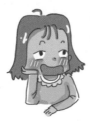 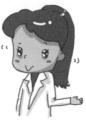

性生活有助于心理健康的恢复和社会角色的适应，不会影响乳腺癌的预后！

手术对性生活的影响：

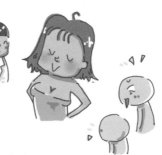

保乳手术和乳房重建帮助保持外形及对异性的吸引力。

内分泌治疗对性生活的影响：

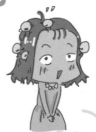

内分泌治疗虽然会影响雌激素水平，但性欲主要是靠雄激素维持的。

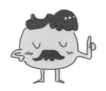

女性只需要很少量的雄激素就能维持性欲所需要的正常水平！

日常生活方面：

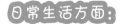

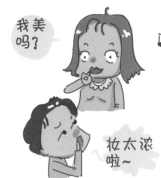

我美吗？

妆太浓啦~

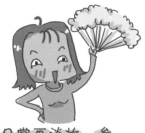

日常画淡妆，参加体育锻炼以保持良好的身材，不仅有益于健康，也增加自信心！

家人的陪伴与支持：

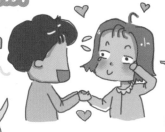

亲爱的，支持你哦~

嗯

fighting!

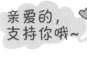

撒花！

多与伴侣沟通，取得家人的理解和支持。

Tips—避孕方式：

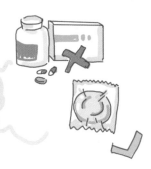

口服避孕药的主要成分是激素，不推荐使用。可使用避孕套避孕！

　　乳腺癌患者仍可保持正常的性生活，不但不会影响乳腺癌的预后，反而有助于心理健康的恢复与社会角色的适应。但建议采取避孕措施，不推荐使用口服避孕药，可使用避孕套进行避孕。

九、乳腺癌术后还可以怀孕吗

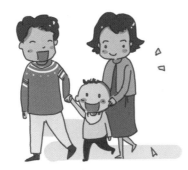

乳腺癌治疗后还能要孩子吗？

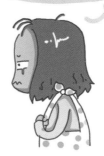

目前没有证据显示乳腺癌患者治疗后怀孕生育对预后有不良影响。

不要担心～

时间间隔：

建议在乳腺癌手术后或化疗结束2~3年后再怀孕！

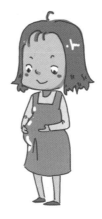

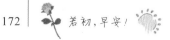

内分泌治疗期间如何处理呢？

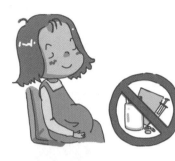

如果正在进行内分泌治疗，需要停用内分泌治疗药物半年以上再怀孕。

可以哺乳吗？

患侧乳腺多会由于手术破坏了正常结构，无法哺乳；但健侧乳房能够正常哺乳。

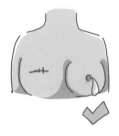

与专科医师保持随访：

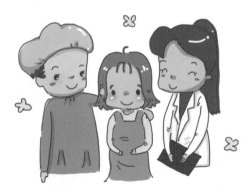

去乳腺专科定期进行临床体格检查、超声检查（3~6个月一次）；产科医师与乳腺外科医师会为患者保驾护航！！

　　目前并没有证据显示乳腺癌患者治疗后随访期内怀孕生育对预后有不良影响。对于有生育要求的女性，一般建议在乳腺癌术后或化疗结束 2~3 年后再怀孕；如正在应用内分泌治疗，需停药半年后再怀孕。

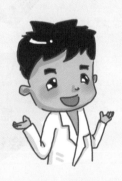

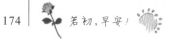

十、有一种治疗，叫"相守相伴"

"相守相伴"

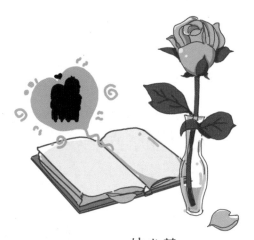

一枝幽蓝，

一抹忧郁，

摇曳中绽放的玫瑰，

会让你更相信奇迹吗？

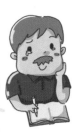

那天，病
魔不期而
至……

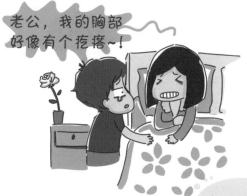

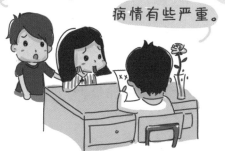

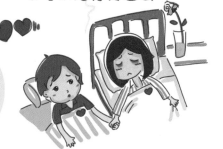

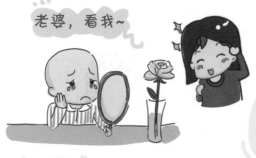

接受化疗的她，不得不把心爱的头发剃掉……

脱轨的生活终于回到正轨……

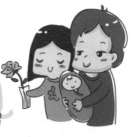

老婆，药已经放在箱子里啦！

好多年没这样旅行啦……哎呀，药带了吗？

相伴四十载，病痛反而成为爱的最好证明。

老头子，我生病那会儿你都说了啥？再说一遍呗~

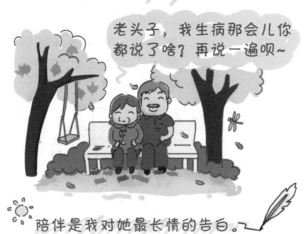

陪伴是我对她最长情的告白。

　　风中摇曳并最终绽放的她，带着奇迹的颜色。现代的多学科综合诊疗技术已经让乳腺癌成为一种可能彻底治愈的疾病，请你带着她一同去相信奇迹。陪伴，是最长情的告白，也是最珍贵、最奢华的治疗。

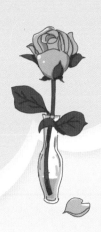

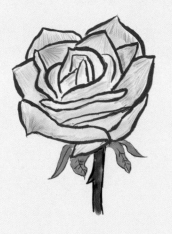

图书在版编目(CIP)数据

若初,早安!:漫话乳腺健康/陈嘉健编著.—上海:复旦大学出版社,
2017.10(2017.11 重印)
ISBN 978-7-309-13307-3

Ⅰ.若… Ⅱ.陈… Ⅲ.乳房疾病-防治 Ⅳ.R655.8

中国版本图书馆 CIP 数据核字(2017)第 242951 号

若初,早安!:漫话乳腺健康
陈嘉健 编著
责任编辑/肖 芬

复旦大学出版社有限公司出版发行
上海市国权路 579 号 邮编:200433
网址:fupnet@ fudanpress.com http://www.fudanpress.com
门市零售:86-21-65642857 团体订购:86-21-65118853
外埠邮购:86-21-65109143 出版部电话:86-21-65642845
上海丽佳制版印刷有限公司

开本 890×1240 1/32 印张 10.75 字数 187 千
2017 年 11 月第 1 版第 2 次印刷
印数 5 101—15 200

ISBN 978-7-309-13307-3/R·1644
定价:52.00 元